Dr. med. J. Wayne McFarland
Elman J. Folkenberg
Wie Sie in fünf Tagen das Rauchen aufgeben

Dr. med. J. Wayne McFarland
Elman J. Folkenberg

Wie Sie in 5 Tagen das Rauchen aufgeben

Ariston Verlag · Genf

Andere Werke aus unserem Verlagsprogramm
finden Sie am Schluß dieses Buches verzeichnet.

Gestaltung des Einbandes:
Werbeatelier Jürgen Richter

Aus dem Amerikanischen übertragen
von Dr. Wolfgang Maier

HOW TO STOP SMOKING IN FIVE DAYS
Original English language edition published by Prentice-Hall, Inc.,
Englewood Cliffs, N. J., USA

Erstauflage Dezember 1985
Zweite Auflage April 1986
Printed in Austria

ISBN 3 7205 1354 8

Inhaltsverzeichnis

IHR DRITTER TAG

IHR VIERTER TAG

IHR FÜNFTER TAG

Ihr erster Tag

Warum Sie nur gewinnen können

Wahrscheinlich beschäftigen Sie sich schon seit langer Zeit ernsthaft mit dem Gedanken, das Rauchen aufzugeben. Wie Millionen andere Raucher, die wie Sie der tief in seelischen und körperlichen Bedürfnissen verwurzelten Gewohnheit des Rauchens verfallen sind, können Sie wohl mit Mark Twain sagen: »Das Rauchen aufzugeben ist die leichteste Sache der Welt. Ich habe es selbst schon mindestens tausendmal getan!«

Dem Durchschnittsraucher, dessen Tabakverbrauch ebenso unmerklich wie unaufhaltsam zunimmt, fällt es oft sehr schwer, von seinem geliebten Laster Abschied zu nehmen, weil er dieser schädlichen Gewohnheit weder mit der notwendigen Motivation noch mit einem wirkungsvollen Angriffsplan zu Leibe rückt. Wenn Sie zu denen gehören, die wie Mark Twain das Rauchen schon tausendmal aufgegeben haben, dann ist der Fünf-Tage-Plan genau das Richtige für Sie. In ihm schlägt sich die reiche Erfahrung zahlreicher Ärzte, Psychologen und Geistlicher nieder, die zu diesem Thema befragt wurden. Schon seit Jahren wird unsere Methode in den ganzen USA mit aufsehenerregendem Erfolg angewendet, und zwar aus den zwei folgenden Gründen: Erstens wird gezeigt, wie Sie Ihre Willenskraft stärken und als wirksame Waffe gegen Ihren Feind, den Tabak, einsetzen können, und zweitens lernen Sie eine Reihe von Mitteln kennen, die das körperliche Verlangen zu rauchen verringern.

Der größte und überraschendste Vorteil dieses Kampfplans gegen das Nikotin besteht aber darin, daß Sie ihn ohne jede Schwierigkeit, sogar an Ihrer Arbeitsstätte, durchführen können. Denn er wurde für Menschen geschaffen, die mitten im Leben stehen, mit Arbeit überlastet sind – und trotzdem das Rauchen aufgeben wollen.

Wir haben uns persönlich vom Erfolg Tausender und aber Tausender von starken Rauchern überzeugt, die sich ungeachtet stärkster Arbeitsbelastung das Rauchen abgewöhnten, und zwar viel leichter, als sie es selbst je für möglich gehalten hätten. Wir möchten Ihnen raten, dieses Buch während der nächsten Tage immer in Reichweite zu behalten. Am Ende jedes Kapitels finden Sie eine Anzahl praktischer Vorschläge, mit deren Hilfe sich bereits Tausende von der gefährlichen Gewohnheit des Rauchens befreiten. Selbst angenommen, es wäre ein harter Kampf, der Ihnen bevorsteht – was sind schon einige schwere Stunden, einige nicht leicht zu überbrückende Tage, verglichen mit der drohenden Gefahr einer Operation oder einer hartnäckigen Krankheit? Starke Raucher, die diese Methode anwandten, stellten nahezu ohne Ausnahme fest, daß die Befolgung unserer praktischen Winke das körperliche Unbehagen wesentlich milderte und ihnen die Abgewöhnung des Rauchens deshalb gar nicht so schwer fiel, wie sie vorher gedacht hatten.

Jedenfalls haben Sie nichts zu verlieren, sondern nur alles zu gewinnen. Und nun zu einer Hauptsorge vieler Raucher: die Angst vor einer Gewichtszunahme. Wenn Sie auf uns hören, dann machen Sie sich während der nächsten paar Tage ganz einfach keine Gedanken wegen Ihrer Taille oder, besser gesagt, wegen Ihres – befürchteten oder schon vorhandenen – Bauchspecks. Hauptsache ist, Sie überwinden Ihren Erzfeind, den Tabak!

Am Ende dieses Buches finden alle, die leicht zunehmen, eine wirksame Methode, sich von ihrem Übergewicht zu befreien. Zunächst müssen Sie sich nur vergegenwärtigen und für immer einprägen, daß bereits viele Tausende von Rauchern ihre gefährliche Gewohnheit abgelegt haben. Und wir haben Anlaß, fest überzeugt zu sein: Auch Sie werden dies fertigbringen, ganz gleich, wie lange schon oder wieviel Sie in den letzten Jahren geraucht haben.

Vielleicht haben Sie einen Bekannten, der ebenfalls das Rauchen aufgeben will. Zwei Raucher sind zwar nicht besser als einer, wohl aber zwei Köpfe. Tatsächlich fällt es manchen Entwöhnungswilligen viel leichter, diesen Fünf-Tage-Plan zusammen mit einem Freund durchzuführen.

Ist jedoch ein Kampfgefährte nicht zur Stelle, dann beginnen Sie eben Ihren Angriff allein. Sie schaffen es!

Wann soll man beginnen?

Ein kluger Boxer wählt immer den günstigsten Zeitpunkt, um sich seinem Gegner zu stellen. Warum also sollten Sie zum Entscheidungskampf mit dem Tabak gerade dann in den Ring steigen, wenn Sie müde und nervös sind und schon halb in den Seilen hängen? Wir empfehlen Ihnen jedenfalls, den aussichtsreichsten Augenblick für die Eröffnung Ihres Kampfes zu wählen, zum Beispiel einen ruhigen Sonntag- oder einen Feiertagmorgen, jedenfalls einen jenseits der gewohnten Alltagsbelastung liegenden Tag.

Die Nacht zuvor

Geht man entspannt zu Bett, so ist der Kampf um ruhige Nerven und einen guten Schlaf oft schon halb gewonnen. Machen Sie, wenn möglich, einen kurzen Spaziergang vor dem Schlafengehen, am besten auf einem Waldweg oder, wenn Sie in der Stadt leben, in einem Park, und atmen Sie dabei tief. Sie könnten aber auch ein nervenberuhigendes lauwarmes Bad nehmen; es soll allerdings nicht zu heiß sein. Oder Sie trinken eine Tasse Ovomaltine oder ein anderes warmes Milchgetränk, das die Entspannung erleichtert beziehungsweise steigert.

Bitte bedenken Sie, daß ein alkoholischer Nachttrunk nicht jene Entspannung verheißt, die Sie jetzt brauchen, ganz einfach weil Alkohol und Rauchen »zusammengehören« – wie Erdbeeren und Schlagsahne. Der Alkohol wirkt nämlich direkt auf das Gehirnzentrum, den Sitz der Willenskraft, Vernunft und Urteilsfähigkeit. Schon nach einem einzigen Drink werden Sie zwar noch manchem Unerwünschten widerstehen können, aber kaum noch der Versuchung zu rauchen.

Das erklärt, warum so viele Menschen es schwerfinden, das Rauchen einzustellen: weil sie nämlich nicht gleichzeitig auf das Trinken verzichten. So stand da einmal ein ziemlich wackeliger Herr an einer Bar, umklammerte mit der einen Hand ein Fläschchen Vitaminpillen und mit der anderen eine Flasche Whisky. »Mit dem einen baue ich meinen Körper auf, mit dem anderen baue ich ihn ab!« erklärte er auf eine verwunderte Frage hin.

Lassen Sie sich also während der nächsten kritischen Tage Ihren erfolgversprechenden Entschluß, das Rauchen aufzugeben, nicht durch Alkoholgenuß zunichte machen.

Wir möchten Ihnen auch raten, am Vorabend Ihres Feldzuges gegen den Tabak und auch an den folgenden Abenden etwas früher schlafen zu gehen. Ihre Nerven brauchen zum Ausgleich für den Entzug der regelmäßig gewohnten Nikotinzufuhr unbedingt mehr Ruhe. Schlafen Sie also möglichst viel – Ihre Nerven werden Ihnen diese Schonung zu danken wissen.

Falls sich in diesem oder in irgendeinem anderen Zusammenhang mit dem Fünf-Tage-Plan irgendwelche Ihre Gesundheit betreffenden Fragen ergeben, so wird Ihnen Ihr Arzt diese sicher gern beantworten.

Was haben Sie sich da angewöhnt?

Ein sieggewohnter Taktiker wird immer versuchen, sich von seinem Gegner ein genaues Bild zu machen, ehe er mit ihm die Klingen kreuzt. Deshalb wollen wir auch Ihren Feind genau unter die Lupe nehmen. Durchschnittlich sechs- bis neuntausendmal im Jahr haben Sie nach einer Zigarette gegriffen, sie angezündet und inhaliert, bis dies zu einer völlig unbewußten Gewohnheit wurde. Häufig war die Zigarette schon halb geraucht, noch ehe Sie überhaupt bemerkten, daß Sie rauchten. Außerdem hat Sie diese sechs- bis neuntausendmal wiederholte Handlung ganz allmählich und immer unwiderstehlicher dem Einfluß der großen Versucherin Nikotin ausgeliefert.

Kein Wunder, daß sie sich nun, da Sie so plötzlich mit ihr brechen wollen, keineswegs damenhaft zeigt. Der Durchschnittsraucher nimmt sich nie die Zeit, genau zu prüfen, wie untrennbar seine Gewohnheit bereits mit all seinem täglichen Tun und Lassen verwoben ist. Er raucht nach dem Erwachen, auf dem Weg zum Arbeitsplatz, während der anstrengenden Büroarbeit, zum Kaffee, nach dem Mittagessen, bei der Plauderei mit Kollegen, bei einer Cocktailparty, nach dem Abendessen und beim Kartenspiel, und jede Menge Zigaretten ist auch nötig bei jedem Ärger, jedem Konflikt, jeder Gefahr. Mit anderen Worten: Der Tabak ist der untrennbare Gefährte bei Arbeit und Erholung, in Freud und Leid. Das heißt, man raucht in jeder Lebenslage.

Ein Feind, der sich so heimlich und fest eingenistet hat, wird sich nicht so ohne weiteres aus seinen Stellungen werfen lassen; er wird vielmehr erbittert Widerstand leisten. Andererseits haben Sie bestimmt schon selbst gehört, wie sich jemand rühmte: »Nun, da ist doch gar nichts dabei. Ich habe ganz einfach eines Tages den festen Vorsatz gefaßt, nicht mehr zu rauchen. Seitdem habe ich keine Zigarette mehr angerührt.«

Der da stolz seinen Triumph verkündet, ist meistens umgeben von einigen Rauchern, die sich jeden Kommentars enthalten. Sie ziehen es vor zu schweigen, weil auch sie bereits Ähnliches versucht hatten, dabei aber kläglich gescheitert waren.

Sorgfältig durchdachte Schlachtpläne führen im Kriegsfall gewöhnlich am schnellsten und am sichersten zum Sieg. Betrachten Sie deshalb dieses Buch als einen »Fünf-Tage-Schlachtplan« gegen einen gefährlichen Feind, den Feind in Ihrem Inneren.

Allmählich oder sofort?

Aufgrund unserer Erfahrungen müssen wir es für das beste halten, das Rauchen von einem Tag zum anderen völlig aufzugeben, anstatt es allmählich einzustellen. Der Grund ist folgender: Um dem Problem eines Rauchers wirklich beizukommen, ist es vorzuziehen, ein paar schwere Tage durchzumachen, als den Kampf wochen- oder monatelang hinauszuziehen. Das macht alles nur noch viel schwerer.

Wir werden nicht den gleichen Fehler machen wie der allzu weichherzige Hundebesitzer. Weil er seinem kleinen Jagdhund nicht wehtun wollte, stutzte er seinen Schwanz jeden Tag nur um einen Zentimeter.

Sie können sich rasch, sicher und viel leichter von der Gewohnheit des Rauchens trennen, als Sie es sich je träumen ließen. Wir werden Ihnen zur sicheren Überwindung Ihrer Sucht verhelfen – genau in fünf Tagen.

Das Steuerruder in Ihrem Kopf

Kein Mensch muß sich als Sklave durchs Leben schleppen; aber viele Raucher tun dies, weil sie die ungeheuren

Kräfte noch nicht entdeckt haben, die in ihrem Inneren schlummern. Ihr Wille kann selbst scheinbar eingefleischte Gewohnheiten überwinden. Denken Sie, nur zum Beispiel, an den Passagier- und Luxusdampfer »Queen Elizabeth«, der den Nordatlantik durchpflügt. Wußten Sie, daß dieser Ozeanriese von 85 000 Bruttoregistertonnen von einem nur 65 Tonnen schweren Ruder gelenkt wird? Stellen Sie sich Ihre Willenskraft als Ruder Ihres Geistes vor, als Kommandobrücke aller Entscheidungen.

Angenommen, Sie beschließen, heute abend auszugehen. Sofort sendet das Gehirn, Ihre Befehlszentrale, dem Körper die entsprechenden Impulse zu. Es befiehlt den Beinmuskeln, Sie durch das Haus zu tragen, den Händen, Ihren Mantel anzuziehen, und den Fingern, die Haustüre abzuschließen. Am Anfang stand also die Absicht, am Abend auszugehen. Zur Verwirklichung dieser Absicht gab Ihr Gehirn die notwendigen Befehle, und der Rest Ihres Körpers gehorchte.

Richtig eingesetzt, wird so Ihre Willenskraft zu einer Macht, die die Kräfte des Geistes weckt und sammelt – zum Großangriff gegen Ihren Erzfeind, den Tabak.

Vorsicht vor einem häufigen Fehler!

Typisch für die Enttäuschung vieler Raucher, die sich vergeblich bemühten, ihre gesundheitsschädigende Gewohnheit abzulegen, ist folgender Ausspruch: »Bei jeder Zigarette wünsche ich mir nichts sehnlicher, als mir das Rauchen abzugewöhnen. Bei einem so stark empfundenen Wunsch möchte man doch glauben, der Abschied vom Nikotingenuß könnte mir nicht mehr schwerfallen, oder?« Das stimmt leider nicht. Der Betreffende befindet sich in einem grundlegenden Irrtum, der schon viele mit guten Vorsätzen gerüstete Entwöhnungswillige scheitern ließ.

Der Wunsch, mit dem Rauchen Schluß zu machen, ist an sich sehr begrüßenswert; aber viele Menschen machen den Fehler, bloßes Wunschdenken mit Willenskraft zu verwechseln. Der Wunsch allein ist nicht genug. Zum Beispiel kann sich jemand, der immer bestrebt ist, gesund zu leben, trotzdem körperlich völlig ruinieren.

Deshalb werden Sie von diesem Augenblick an, getragen von dem Wunsch, das Rauchen aufzugeben, Ihren Willen kraftvoll und entschieden in die Tat umsetzen. Und dies wird Ihnen auch gelingen!

Der Schlüssel zu stärkerer Willenskraft

Ein Grundgesetz der Natur will, daß Stärke nicht ohne Anstrengung erworben wird. Schlaffe Muskeln werden durch geeignete Übungen gestrafft. Ein abgestumpfter träger Geist gewinnt an Schärfe durch reges Denken.

Warum sollte nicht auch der menschliche Wille bei richtiger Motivation und richtigem Gebrauch dieses uns allen gegebenen Willens an Macht und Festigkeit gewinnen?

Der Durchschnittsraucher, der sich um Entwöhnung bemüht, macht meistens schon am Anfang – noch ehe der Gong zur ersten Runde ertönt – einen schwerwiegenden Fehler. Mit wild entschlossener Miene erklärt er: »Von jetzt an werde ich nie mehr rauchen!«

Und mit diesen geradezu sein »Syndrom« anzeigenden

Worten wirft er seine Zigaretten, die »letzte Packung«, in den nächsten Papierkorb. In seinem Büro verspricht sich unser heldenmütiger Freund immer wieder: »Nie mehr werde ich rauchen, nie mehr werde ich . . .«

Und dann taucht plötzlich ein schwieriges geschäftliches Problem auf. Alle Telefone läuten gleichzeitig. Die Luft ist geladen. Eine Weile später kommt unser Freund wieder zu sich, eine halbgerauchte Zigarette klebt zwischen seinen Lippen, und drei Stummel im Aschenbecher scheinen ihn verhöhnen zu wollen. Etwa eineinhalb Packungen später sagt er dann mit schwindendem Selbstvertrauen achselzuckend: »Ach, was soll's? Es hat ja doch keinen Sinn!« Und so gibt er sich wieder einmal geschlagen, noch ehe der eigentliche Kampf gegen seine gesundheitsschädigende Sucht begonnen hatte.

Was ist nun eigentlich geschehen? Als er erklärte: »So, von jetzt an werde ich nie mehr rauchen!«, gab er sich ein bindendes Versprechen. Sobald er dann unter Druck wieder zur Zigarette griff, brach er ganz offensichtlich sein Versprechen. Es ist aber immer bedenklich, einem sich selbst abgelegten Gelöbnis entgegenzuhandeln.

Ehe wir also weitergehen, wollen wir einen entscheidenden Punkt klären und eine wirksame Übung zur Stärkung der Willenskraft vorschlagen. Anstatt sich zu versprechen: »Ich werde nie mehr rauchen«, sagen Sie vielmehr aus tiefstem Herzen: »Ich will lieber nicht mehr rauchen!«

Halten Sie nun einen Augenblick inne und lassen Sie sich noch einmal die Worte durch den Kopf gehen: »Ich will lieber nicht mehr rauchen!« Liegt in diesem Satz irgendein Versprechen? Natürlich nicht!

Sie bringen hier einzig und allein Ihren eigenen, freien

Willen zum Ausdruck und gehen keinerlei Verpflichtung ein. Angenommen, Sie rauchen zehn Minuten später wieder eine Zigarette, so würden Sie damit in keiner Weise irgendeinem Versprechen zuwiderhandeln. Dies aber ist sehr wichtig.

Wiederholen Sie von nun an diesen Entschluß den ganzen Tag über, vom Erwachen bis zum Schlafengehen. In der Erklärung: »Ich will lieber nicht mehr rauchen!« liegt ein gesteuerter Gebrauch des Willens, der augenblicklich dem Bedürfnis zu rauchen entgegenwirkt.

Da ja die Kraft mit der Übung wächst, werden bei jeder Wiederholung dieser Worte Ihre Entschlossenheit und Willenskraft gestärkt. Selbstverständlich müssen Sie aber diesen Entschluß aus tiefster Überzeugung fassen und aussprechen. Sie müssen glauben, was Sie sagen. Da wir von unseren eigenen Worten beeinflußt werden, sollten Sie, wenn möglich, diese Entscheidung laut vor sich hinsagen. Denn wiederholt man auch nur eine Halbwahrheit oft genug, so glaubt man sie schließlich.

Viele Raucher bemerken ihren eigenen Versicherungen zufolge ganz deutlich eine Zunahme ihres inneren Widerstandes gegen die Nikotinsucht, wenn sie ihren Entschluß (»Von heute ab will ich lieber nicht mehr rauchen!«) häufig wiederholen. Und diese Tatsache führt uns zu einer faszinierenden Erkenntnis.

Der Geist beherrscht den Körper

Viele Sklaven einer lebenslangen Gewohnheit werfen nur deshalb ihre Fesseln nicht ab, weil sie nicht wissen, welch mächtigen Einfluß der Geist auf den Körper ausüben kann.

Versetzen wir uns in das Behandlungszimmer eines Zahnarztes, der einen Patienten unter Hypnose behandelt. Das ist zwar in Europa nicht an der Tagesordnung; in den USA ist jedoch die Hypnonarkose viel weiter verbreitet, und sie ist, wie jeder Experte bestätigen wird, ebenso effizient wie chemotherapeutische Narkosemittel. Um die nötigen Eingriffe schmerzfrei vornehmen zu können, gibt er dem Unterbewußtsein des Patienten eine posthypnotische Suggestion ein, indem er sagt: »Bei der nächsten Behandlung werde ich Ihren Kiefer kurz mit dem Finger berühren. Von diesem Augenblick an werden Sie keine Schmerzen mehr empfinden.«

Kommt der Patient dann wieder in die Sprechstunde, so braucht der Arzt nur die betreffende Stelle anzutasten, und jegliche Schmerzempfindung ist ausgeschaltet.

Wir führen dieses Beispiel nicht etwa an, um Ihnen zu empfehlen, sich mittels der Hypnose das Rauchen abzugewöhnen (wir kennen nämlich eine weitaus bessere Methode), vielmehr möchten wir nur verdeutlichen, welch enger Zusammenhang zwischen dem Geist und dem Körper des Menschen besteht.

Wenn Sie nun beginnen, sich das Rauchen abzugewöhnen, werden Sie entdecken, daß die richtige Denkweise – eine, die Sie zur Entwöhnung motiviert – und die richtige Anwendung Ihrer Willenskraft sofort den ganzen Organismus stark beeinflussen und das Verlangen nach Nikotin spürbar eindämmen.

Sie können ... wenn Sie nur wollen!

Während wir in langjährigen Forschungen Tausende von Versuchspersonen beobachteten, die sich von ihrer Nikotinsucht befreien wollten, waren wir immer wieder von dem großen Prozentsatz starker Raucher beeindruckt, die sich den Tabakgenuß leichter und schneller abgewöhnen konnten, als sie es je für möglich gehalten hatten. Und nun ein guter Rat: Befreien Sie sich von jetzt an von jeder bedrückenden Erinnerung an frühere Fehlschläge. Was macht es schon aus, wenn all Ihre früheren Versprechen, das Rauchen aufzugeben, zu nichts geführt haben? Vergessen Sie, was früher war.

Diesmal schlagen Sie doch einen völlig neuen Weg ein. Heute rücken Sie ja Ihrem Erzfeind gleich auf drei siegbringenden Kampfbahnen zu Leibe: mit den Waffen des Geistes, des Körpers und Ihrer Seele. Sie werden lernen, sich ihrer zu bedienen.

Wer mit dem Rauchen Schluß machen will, wird entdecken, daß dies keineswegs ein Vergnügen ist. Man fühlt sich in den ersten drei Tagen wie gerädert. Die meisten Raucher aber, die sich mit Entschlossenheit und Schwung an die Durchführung des Fünf-Tage-Plans machen, werden überrascht sein, mit welcher Leichtigkeit sich der Erfolg einstellt.

Doch vorher bedenken Sie noch einmal in Ruhe, wieviel Freiheit des Handelns und Kraft in dem einen kurzen, aber entscheidenden Satz liegen: »Ich kann ... wenn ich nur will!«

Ich – süchtig?

Wie Sie schon wissen, ist das Gehirn der Sitz des menschlichen Geistes. In den fünfzehn bis sechzehn Milliarden Gehirnzellen hat das Nikotin Veränderungen herbeigeführt, die das süchtige Verlangen nach Tabak bewirken.

Vielleicht sagt jetzt jemand: »Nun hören Sie: Das Wort ›süchtig‹ gefällt mir nicht. Wollen Sie etwa behaupten, ich sei ›süchtig‹?«

Nun, ein jedes ernst zu nehmende medizinische Wörterbuch führt nicht nur den chemischen Beweis für die suchtfördernden Eigenschaften des Nikotins, sondern es enthält auch die Definition des Begriffs der »Sucht«. Sie lautet: »Krankhaftes Verlangen nach beziehungsweise willenlose Gewöhnung an etwas ...« Und es gibt keinen Zweifel: Hauptverantwortlich an der Tabaksucht ist das Nikotin, das wie eine starke Droge wirkt.

Deshalb besteht unsere erste Aufgabe darin, das Nikotin unter Einsatz aller Mittel aus Ihrem Organismus zu entfernen. Ist dies erreicht, so tritt eine spürbare Verminderung des Verlanges nach dem Rauchen ein.

Deshalb werden Sie in den nächsten Tagen wahrscheinlich gewisse Eßgewohnheiten wesentlich ändern müssen. Das heißt: Beschränken Sie sich in den ersten vierundzwanzig Stunden auf eine Kost, die vorwiegend aus frischem Gemüse, frischem Obst und Fruchtsäften mit hohem Vitamin- und Mineralgehalt besteht.

Vielleicht wollten Sie schon lange einmal einige Ihnen unbekannte exotische Früchte oder Säfte aus fernen Ländern probieren. Jetzt haben Sie die beste Gelegenheit, sie auszukosten: unvergorene Natursäfte natürlich! Beachten

Sie dies unbedingt: Während der nächsten fünf Tage müssen Sie sich aller alkoholischen Getränke vollkommen enthalten. Das ist ein absolutes Muß für Sie, wenn Sie Nichtraucher werden wollen!

Ein Wort der Warnung drängt sich allerdings auf: Falls Sie Ihr Arzt auf eine besondere Diät gesetzt hat, so besprechen Sie sich unbedingt vorher mit ihm. Er wird Ihnen gern eine auf Ihre besonderen Bedürfnisse abgestimmte Diät vorschlagen. Während der ersten vierundzwanzig Stunden könnten Sie es vielleicht mit verschiedenen Arten von frischem, getrocknetem oder eingemachtem Obst versuchen wie zum Beispiel Äpfeln, Apfelsinen und Bananen, zusammen mit Ananas-, Grapefruit- oder Apfelsaft.

Bitte erhöhen Sie während dieser Zeit auch Ihren täglichen Wasserkonsum. Die meisten Menschen sind sich nicht im klaren darüber, wie entscheidend eine ausreichende Wasserversorgung für den gesunden Ablauf der Körperfunktionen ist. Das Gehirn zum Beispiel besteht zu 75 Prozent aus Wasser. Das Nervensystem kann ohne eine hinreichende Menge an Flüssigkeit nicht ordnungsgemäß arbeiten. Sinkt der Wasserspiegel zu stark ab, so wird die Funktion der Gehirnzellen beeinträchtigt, und das Denken verlangsamt oder verwirrt sich. Dieser Zustand ist ein typisches Symptom für einen zu niedrigen Körperwasserspiegel; doch tritt eine rasche Besserung ein, sobald dem Patienten intravenös Flüssigkeit zugeführt wird.

Wasser ist nicht nur ein unersetzliches Mittel, um das Nikotin aus Ihrem Nervensystem zu schwemmen, sondern es bildet auch eine wesentliche Voraussetzung für Ihr nervliches und somit körperliches und seelisch-geistiges Gleichgewicht.

Regeln Sie also Ihren Wasserverbrauch in den nächsten Tagen ganz einfach wie folgt: Am Morgen, nach dem Aufstehen, trinken Sie ein oder zwei Glas lauwarmes Wasser. Bis sich Ihr Magen daran gewöhnt hat, werden Sie kaum mehr als den sprichwörtlichen Fingerhut voll hinunterbringen.

Machen Sie es sich aber trotzdem zur festen Gewohnheit, gleich nach dem Aufstehen Wasser zu sich zu nehmen. Wenn Sie zwei Glas Wasser zwischen dem Frühstück und Mittagessen leeren und nochmals zwei im Laufe des Nachmittags, so sind das zusammen sechs Glas Wasser. Zusammen mit frischem Obst und Fruchtsäften läßt diese Menge Wasser Ihre Nieren glauben, Weihnachten und Neujahr seien auf einen Tag gefallen.

Es schadet nichts, wenn es beim Gehen etwas in Ihnen gluckert. Denn wenn Sie Ihre Flüssigkeitszufuhr während der ersten vierundzwanzig Stunden beträchtlich erhöhen, werden Sie bald feststellen, daß Sie tatsächlich leichter über die Runden kommen.

Der Wert rhythmischen Atmens

Die Gehirnzellen brauchen etwa fünfmal soviel Sauerstoff wie die anderen Körperorgane. Demzufolge führt eine Verringerung der Sauerstoffzufuhr zu einer Beeinträchtigung einer Reihe der geistigen Funktionen. Logischerweise schwächt eine auf Sauerstoffmangel beruhende Funktionsuntüchtigkeit des Gehirns auch unsere Willenskraft, die stärkste Waffe gegen die Sucht des Rauchens. Die medizinische Forschung hat den Nachweis erbracht, daß der vordere Teil des Gehirns der Sitz der Willenskraft, des Verstandes und der Urteilsfähigkeit ist.

Während der folgenden Tage, da es so sehr auf starke Willenskraft und ruhige Nerven ankommt, müssen Sie also unbedingt für eine zusätzliche Sauerstoffzufuhr Sorge tragen. Versuchen wir gleich jetzt eine leichte Atemübung:

Stellen Sie sich aufrecht hin und legen Sie die Finger jeder Hand links und rechts direkt unter den Brustkorb. (Sollten Sie übrigens Mühe haben, Ihre Rippen zu finden, so lesen Sie auf jeden Fall das letzte Kapitel über Gewichtskontrolle.) Krümmen Sie die Finger unterhalb der untersten Rippen und atmen Sie so viel Luft ein, wie Sie nur können. Sind Ihre Lungen scheinbar ganz vollgepumpt, so machen Sie noch einen Atemzug und ziehen gleichzeitig kräftig Ihre Rippen nach außen. So kann sich das Zwerchfell noch weiter senken, und es hat noch etwas mehr Luft Platz. Ihre Lungen müssen ganz bis zum Grund gefüllt sein.

Beim Ausatmen beugen Sie sich nach vorn, legen Sie die Handflächen flach gegen die Rippen und drücken sie gleichmäßig nach innen. Scheint alle Luft ausgeatmet zu sein, so husten Sie einmal. Husten Sie noch einmal, und vermindern Sie keinesfalls den Druck der Handflächen.

Machen Sie in den nächsten Tagen dreimal täglich drei tiefe Atemzüge. Suchen Sie, wenn möglich, einen Raum auf, in dem Sie allein sind, stellen Sie sich ans offene Fenster und üben Sie das Tiefatmen. Aber machen Sie diese Übung nicht gerade auf der Straße, sonst könnten die Leute falsche Schlüsse ziehen!

Von besonderer Bedeutung für Sie ist der Umstand, daß rhythmisches Atmen sofort und überall angewendet werden kann – wann immer Sie die Lust nach einer Zigarette überkommt. Sitzen Sie beispielsweise an Ihrem Schreibtisch im Büro und es überfällt Sie plötzlich ein »unwiderstehliches« Verlangen nach einer Zigarette, so nehmen Sie sofort eine aufrechte Haltung ein und atmen tief und langsam durch die Nase ein. Der Sauerstoff beruhigt Ihre Nerven und verringert dadurch das Nikotinbedürfnis.

Deshalb auch rät man von Lampenfieber geplagten Schauspielern und Sängern, unmittelbar ehe sich der Vorhang hebt, rhythmische Tiefatmungsübungen zu machen. Sie werden bald entdecken, daß rhythmisches Atmen nicht nur die Gier nach Tabakqualm dämpft, sondern Ihnen in diesem kritischen Augenblick sofort etwas zu tun gibt.

Nur Mut!

Aufgrund unserer sorgfältigen Beobachtung von Tausenden von Rauchern können wir mit Bestimmtheit sagen, daß durchschnittlich 50 Prozent schon am Ende des dritten Tages einen starken Rückgang ihres Rauchbedürfnisses feststellten. Am Ende des fünften Tages hat sich bereits bei etwa 70 Prozent der Versuchspersonen das Verlangen auf ein erträgliches Maß reduziert.

In diesem Zusammenhang müssen wir Sie allerdings nachdrücklich auf die Gefahr hinweisen, die Ihrem Vorhaben während der nächsten fünf Tage in Form Ihrer eigenen Entmutigung droht. Nehmen Sie sich jetzt schon fest vor, dieser Gefahr tatkräftig zu begegnen!

Sollten Sie sich in den nächsten Tagen trotzdem eine Zigarette anzünden, dann haben Sie allenfalls eine Schlacht verloren, aber noch lange nicht den ganzen Krieg. Wenn Sie sich wieder mit einer Zigarette ertappen, so drücken Sie sie einfach gleich wieder aus, und nehmen Sie sich vor, von nun an Ihren Plan sorgfältiger einzuhalten.

Aber lassen Sie sich deshalb um alles in der Welt nicht eine Sekunde lang entmutigen oder ängstigen.

Bleiben Sie nicht sitzen!

Bleiben Sie nach Beendigung einer Mahlzeit auf keinen Fall sitzen! Seit vielen Jahren schon bildet das Zusammenlegen Ihrer Serviette den Auftakt zum Rauchen »Ihrer« Zigarette. Nur zu – legen Sie sie zusammen, aber bleiben Sie nicht sitzen! Wenn Sie sofort vom Tisch aufstehen, so brechen Sie mit einer eingefleischten Gewohnheit. Machen Sie entweder einen Spaziergang an der frischen Luft, oder holen Sie am Fenster ein paarmal tief und im Bewußtsein des rhythmischen Wohlgefühls Atem.

Gerade nach dem Abendessen ist doppelte Vorsicht am Platz. Bis heute pflegten Sie nach einer reichhaltigen Mahlzeit Ihren Lieblingssessel aufzusuchen und rauchend fernzusehen oder Zeitung zu lesen. Nun aber ist die bevorzugte Sitzgelegenheit eine gefährliche Falle für Sie geworden, weil sie noch ganz gesättigt von dem Aroma Tausender früher gerauchter Zigaretten ist, die nach Zuwachs verlangen. Jetzt sitzen Sie da, im Banne des alles durchdringenden Geruchs, der sich im Sofa, in den Vorhängen, im Teppich, in Waldis Hundefell und, wer weiß, vielleicht sogar am Aquarium festgesetzt hat. Kein Wunder, wenn Ihr Verlangen nach der Zigarette neu aufflackert!

Wie also umgehen Sie diese Gefahr? Sie stehen nach dem Essen sofort auf, widmen sich Ihrem Hobby oder gehen spazieren. Vielleicht scheuen Sie auch vor dem Äußersten nicht zurück und helfen Ihrer Frau beim Geschirrspülen. Was immer Sie jedoch tun, lassen Sie sich keinesfalls nach dem Essen irgendwo bequem nieder!

Und Medikamente?

Wie so viele andere Raucher auch möchten Sie sicher gern wissen, was von chemischen Hilfsmitteln wie Tabletten, Pulvern und Tropfen zu halten ist, die in Drogerien und Apotheken angeboten werden. Schon sehr viele Menschen haben die überaus begrenzte Wirksamkeit dieser Mittel entdecken müssen.

Aber vielleicht würden Sie trotzdem gern das eine oder andere verheißungsvoll angepriesene Arzneimittel ausprobieren. Sollten Ihre Nerven durch den Entwöhnungsprozeß zu stark in Mitleidenschaft gezogen werden, so wenden Sie sich auf jeden Fall an Ihren Hausarzt; er weiß sicher, was zu tun ist.

Zur persönlichen Kontrolle

Am Ende dieses und der folgenden Kapitel finden Sie eine kurze Zusammenfassung. Bitte betrachten Sie diese Abschnitte zur persönlichen Kontrolle als einen Plan zur Überwindung Ihrer Sucht für jede Stunde Ihres Kampfes zu Hause oder im Büro. Wenn Sie dieses Buch mit zur Arbeit nehmen oder tagsüber immer griffbereit halten, dann werden Sie seinen unschätzbaren Nutzen kennenlernen.

Und nun viel Glück! Wir haben volles Vertrauen zu Ihnen: Sie werden es schaffen! Schließlich beginnen Sie ja einen geistigen, körperlichen und sogar seelischen Großangriff gegen eine ebenso gefährliche, gesundheitsschädigende wie auch tiefverwurzelte Gewohnheit.

Denken Sie immer daran: »Sie können ... wenn Sie nur wollen!«

Zusammenfassung des ersten Tages

Das ABC des heutigen Abends:

A: Nehmen Sie sich vor, etwas früher als sonst schlafen zu gehen. Dafür gibt es zwei triftige Gründe, und zwar:

1. Um Ihren Nerven Ruhe zu gönnen. Am morgigen Tag merken Sie, warum das so wichtig ist.
2. Damit Sie am nächsten Morgen ausgeruht und etwas früher als gewöhnlich aufstehen können.

B: Kurz bevor Sie ins Bett gehen, können Sie noch einiges tun, um sich in Ihrem Entschluß zu bestärken.

1. Machen Sie einen kleinen Spaziergang, möglichst im Wald oder in einem Park – atmen Sie dabei tief.
2. Baden oder duschen Sie in warmem, aber nicht heißem Wasser. Das entspannt – Sie werden davon angenehm überrascht sein.
3. Waren Sie bisher gewohnt, Mineralwasser oder ein warmes Getränk (zum Beispiel malzhaltige Milch) zu sich zu nehmen, so tun Sie das ruhig auch weiterhin. Andere Getränke kommen nicht in Frage! Ihre Alkoholrechnung muß fünf Tage lang gleich Null (0) sein!
4. Wiederholen Sie Ihren Entschluß des öfteren im Geiste und sagen Sie sich den Vorsatz auch wieder-

holt laut vor: »Von heute abend an will ich lieber nicht mehr rauchen!«

5. Legen Sie dieses Buch neben Ihr Bett. Sie werden es sofort nach dem Erwachen brauchen. Schlagen Sie es auf und lesen Sie darin aufs Geratewohl!

C: Stellen Sie Ihren Wecker eine halbe Stunde früher als sonst. Sie brauchen Zeit am Morgen, sehr viel mehr Zeit als ein gehetzter, nach der Zigarette gieriger Raucher. Sie brauchen mehr Zeit für:

1. Ein entspannendes Bad oder eine Dusche vor dem Frühstück. Das ist ein »Muß«.
2. Ein oder zwei Glas lauwarmes Wasser vor dem Frühstück. Deshalb muß das nachfolgende Frühstück nicht langweiliger sein als bisher!
3. Frisches Obst und Fruchtsäfte für die ersten vierundzwanzig Stunden – das bedeutet, wenn möglich, auch schon eine große Schüssel mit frischem Obst zum Frühstück. Wenn Sie glauben, Sie können es den Tag über ohne eine feste Grundlage nicht aushalten, dann frühstücken Sie reichlich und in Muße. (Vorschläge finden Sie auf Seite 31.)

Ihr erster Gedanke am Morgen:

»Gestern habe ich mir vorgenommen, nicht mehr zu rauchen, und zwar um meiner selbst, meiner Gesundheit und meines Wohlbefindens und meiner Angehörigen willen!«

Setzen Sie nun Ihre Willenskraft ein und sagen Sie sich:

»Ich möchte lieber nicht mehr rauchen, ganz gleich, wie stark der Drang auch sein wird!« Wiederholen Sie diesen Ihren Entschluß mehrmals und mit voller Überzeugung.

Und jetzt schnurstracks . . .

1. Auf in die Küche: Schnell ein Glas oder, noch besser, zwei Glas lauwarme Limonade oder lauwarmes Wasser. Liebäugeln Sie nicht mit der Kaffeekanne! Und denken Sie daran: *Keine* alkoholischen Getränke während dieser fünf Tage!

2. Auf ins Bad: Zuerst ein warmes, entspannendes Bad oder eine Dusche (fünf Minuten). Erstens: Mäßig warmes Wasser, äußerlich angewendet, beruhigt die Nerven. Zweitens: Lassen Sie beim Duschen das Wasser gegen Ende langsam kälter werden.

Bedenken Sie, was Sie essen!

Wußten Sie, daß es vielen Leuten schwerfällt, das Rauchen aufzugeben, hauptsächlich weil sie sich falsch ernähren? Manche Nahrungsmittel wirken stimulierend und vermehren das Rauchbedürfnis, andere vermindern es.

Vermeiden Sie deshalb unbedingt – es muß sein! – alle alkoholischen Getränke, Pfeffer, stark gewürzte Speisen, Senf, Essig, Tomatenketchup, Mixed Pickles, scharf gebratenes Fleisch, pikante Oliven, scharfen Käse und alle schweren Nachspeisen.

Nehmen Sie hauptsächlich frische Früchte und Fruchtsäfte mit hohem Vitamin-C-Gehalt (Orangensaft, Grapefruit-, Zitronen- oder Tomatensaft) zu sich. Besonders Zitrusfrüchte setzen das Rauchbedürfnis herab.

Hände weg von der Kaffeemaschine!

Wie steht's mit Kaffee? Da Kaffeetrinken und Rauchen zusammengehören wie Pferd und Wagen, würde dieses Getränk nur Ihr Verlangen nach dem Rauchen steigern, ganz abgesehen davon, daß es auf Ihre Nerven erregend wirkt. Malzkaffee und andere unschädliche Frühstücksgetränke sind in jedem Lebensmittelgeschäft erhältlich.

Wenn's sein muß, dieses Frühstück:

In den ersten vierundzwanzig Stunden halten Sie sich an Obst und Obstsäfte. Wenn Sie glauben, den Tag mit Obst allein nicht überstehen zu können, so lassen Sie sich folgendes Frühstück servieren, das von einem Diätspezialisten, der die Probleme Entwöhnungswilliger kennt, zusammengestellt wurde:

Obstsaft,
ein gekochtes Ei (oder mehrere), aber ohne Pfeffer,
frisches oder gedünstetes Obst,
Vollweizentoast,
Milch oder Joghurt.

Nun ist es an der Zeit, Ihnen nochmals etwas Wichtiges ans Herz zu legen: Denken Sie ein paar Tage lang nicht an Ihr Gewicht. Sie haben jetzt eine einzige Aufgabe: das Rauchen aufzugeben. Für Gewichtsabnahme sorgen wir, falls Sie das nötig haben, später.

Unmittelbar nach dem Frühstück:

1. Tiefes, rhythmisches Atmen an der frischen Luft hält Sie »bei der Stange«.
2. Machen Sie, wenn möglich, einen Spaziergang von fünf Minuten.

Das scheint Ihnen zuwenig? Täuschen Sie sich nicht! Ihr Spaziergang von fünf Minuten ist so wichtig, daß Sie ihn nach keiner Mahlzeit versäumen dürfen.

Jetzt sind Sie bei der Arbeit ... Vorsicht!

1. Es kann unruhig, ärgerlich oder hitzig zugehen. Das Bedürfnis überkommt Sie ... Sie haben nichts Rauchbares bei sich. Sie haben doch aufgehört zu rauchen. Tun Sie sofort folgendes:
   a) Nehmen Sie Ihre Willenskraft zu Hilfe und wiederholen Sie bei sich: »Ich will lieber nicht mehr rauchen!«
   b) Beten Sie im stillen: »Gib mir Kraft!« Die Hinwendung zu Gott hilft Ihnen. Das Verlangen läßt nach.
   c) Atmen Sie tief durch.
2. Vielleicht sagt ein Freund zu Ihnen: »Wie wär's mit einer Zigarette?« Ihre Antwort lautet: »Nein, danke. Ich möchte lieber nicht mehr rauchen.« Durch jedes Ablehnen einer Zigarette werden Sie in Ihrem Entschluß bestärkt.
3. Trinken Sie bei der Arbeit zwischen acht und zwölf Uhr mindestens drei Glas Wasser oder (am besten ungesüß-

ten) Saft. Um es nicht zu vergessen, kreuzen Sie am besten hier jedes Glas ab:

1. ☐ 2. ☐ 3. ☐

Flüssigkeit vermindert das Rauchbedürfnis.

Zur Mittagszeit:

1. Meiden Sie während des Essens die Gesellschaft von Bekannten, die rauchen, oder, wenn möglich, überhaupt von Rauchern.

2. Wenn Sie glauben, von Obst nicht satt zu werden, so schlagen wir Ihnen folgendes Menü vor:

   Obstsaft,
   Suppe, mild gewürzt,
   Bratkartoffeln oder belegte Brote (kein gebratenes oder stark gewürztes Fleisch),
   Salat,
   Obst oder Gartengemüse (leicht oder gar nicht angemacht).

Unmittelbar nach dem Essen:

1. Wenn irgend möglich, machen Sie einen Spaziergang an der frischen Luft. Atmen Sie tief durch.

2. Sagen Sie sich am Mittag: »Sicher, es ist nicht leicht, es ist sogar hart. Aber jetzt habe ich endlich ernstlich begonnen, mir das Rauchen abzugewöhnen.«

Ihr erster Nachmittag:

1. Rufen Sie am frühen Nachmittag Ihren »Kampfgefährten« an. Fragen Sie ihn, wie es ihm geht. Ermutigen Sie ihn.

2. Das nachmittägliche Getränk: Baden Sie Ihre Körperzellen. Trinken Sie in regelmäßigen Abständen Wasser oder Fruchtsaft. Um ganz sicherzugehen, machen Sie hier jedesmal ein Kreuz:

   2.00 □ 3.00 □ 4.00 □

Sie können der Versuchung widerstehen:

1. Machen Sie rhythmische Atemübungen. Sauerstoff entspannt und vermindert das Rauchbedürfnis.

2. Wiederholen Sie Ihren Beschluß: »Ich will lieber nicht mehr rauchen!«

3. Trinken Sie ein Glas Wasser.

Überlegen Sie folgendes:

»Die durchschnittliche Sterbeziffer bei Zigarettenrauchern liegt um 58 Prozent höher als jene der Nichtraucher.« Um diese in der Broschüre *Rauchen oder nicht rauchen* der Amerikanischen Gesellschaft für Krebsforschung veröffentlichten Tatsache kommt kein Raucher herum.

Zu Hause nach der Arbeit:

Hüten Sie sich vor Untätigkeit, sie ist jetzt gefährlich. Gehen Sie Ihrer Lieblingsbeschäftigung nach, und wenn es nur ein paar Minuten sind. Tauschen Sie mit Ihrem Kampfgefährten die Erfahrungen aus.

Vor allem aber lassen Sie sich von eingeschliffenen Gewohnheiten nicht in Versuchung führen:

1. Meiden Sie Ihren Lieblingssessel, in dem Sie so oft geraucht haben. Durchlüften Sie das Wohnzimmer.

2. Hände weg vom Alkohol: Schon ein kleiner Drink kann Sie zum Rauchen verleiten.

Das heutige Abendessen:

1. Für Sie heißt es heute – Obst und nochmals Obst, ja? Hier ist jedoch, falls Sie mit Obst allein nicht durchkommen, eine von einem Diätspezialisten zusammengestellte Mahlzeit:

   Suppe (sehr leicht gewürzt),
   Salat, Quark oder frisches Gartengemüse (leicht oder gar nicht gewürzt),
   Vollweizenbrot oder Toast,
   Milch oder Fruchtsaft.

2. Bleiben Sie nicht zu lange am Eßtisch sitzen. Gutes Essen, angeregte Unterhaltung wecken den Wunsch nach einer Zigarette. Beweisen Sie sich, daß Sie einen starken Willen haben. Darum rasch vom Tisch!

Was sofort zu tun ist:

1. Achtung! Machen Sie auch jetzt wieder einen großen Bogen um Ihren Lieblingsstuhl, in dem Sie so oft nach dem Abendessen geraucht haben.

2. Atmen Sie einige Minuten lang frische Luft, und verschaffen Sie sich etwas Bewegung.

Halten Sie sich vor Augen:

»Es sterben zehnmal mehr Raucher an Lungenkrebs als Nichtraucher!« Dieser Feststellung des Amerikanischen Gesundheitsdienstes ist nichts beizufügen.

Was tun, wenn Sie nicht durchgehalten haben?

Sie sind niedergeschlagen, enttäuscht? Sie haben heute ein paar Zigaretten geraucht?

Allenfalls haben Sie eine Schlacht verloren; aber das heißt nicht, daß Sie den Krieg verloren haben. Befolgen Sie den Plan sorgfältiger. Sie können es!

Ihr zweiter Tag

Fangen Sie es richtig an!

Während Sie sich nun in den nächsten Tagen das Rauchen abgewöhnen, wird es Ihnen vielleicht ähnlich wie jenem Patienten gehen, der sich beim Arzt beklagte: »Wissen Sie, Herr Doktor, gesund zu bleiben ist schon eine recht mühselige Sache!« Der eine oder andere Punkt des Fünf-Tage-Programms mag nur schwer zu erfüllen sein – aber es ist der Mühe wert! Lieber ein paar Tage spartanische Selbstbeherrschung üben, als tage- oder wochenlang, ja lebenslang von der Gier nach einer Zigarette gequält zu werden.

Es mag seltsam klingen, aber man kann die ersten Augenblicke nach dem Erwachen mit einem Wettrennen vergleichen. Und manches Rennen ging schon durch einen schlechten Start verloren. Stellen Sie es also am Morgen des zweiten Tages richtig an, auch wenn Ihnen das Aufstehen schwerfällt.

Frühmorgens sind wie die meisten Menschen vermutlich auch Sie nur wenig energiegeladen. Und weil Ihr Verlangen nach der ersten Zigarette höchstwahrscheinlich schon in Ihnen arbeitet, noch ehe Sie die Augen geöffnet haben, müssen Sie sofort Ihre Willenskraft einsetzen und sich sagen: »Ich will lieber nicht mehr rauchen!« Die Worte müssen aus tiefstem Herzen kommen.

Schwingen Sie sich dann beherzt aus dem Bett, machen Sie Ihre rhythmischen Atemübungen und trinken Sie unverzüglich Ihr erstes Glas Wasser.

Die Nerven und ihr heimtückischer Feind

Der Tabak enthält neben vielen anderen Giften auch das bekannte Kohlenmonoxyd. Dieses Gas verringert sofort den lebenswichtigen Sauerstoff, den die roten Blutkörperchen den Lungengeweben zuführen.

Das erklärt auch, warum der rauchende Sportler oft viel früher nach Luft ringt als sein nichtrauchender Mitbewerber. Deshalb können wir auch verstehen, warum Spitzentrainer das Rauchen während des sportlichen Trainings verbieten.

Als nächstes wollen wir die Wirkungen des Tabakgenusses auf das zentrale Nervensystem untersuchen – den Sitz des Verstandes, der Willenskraft und der Urteilsfähigkeit.

Zunächst stellt sich die Frage: Hat die durch Kohlenmonoxyd ausgelöste Senkung des Sauerstoffgehalts im Blut eine nachteilige Wirkung auf die höheren Gehirnzentren, auf den Verstand, auf die Willenskraft? Ja! Flugmedizinische Untersuchungen von Piloten, die in großen Höhen unter verminderter Sauerstoffzufuhr flogen, ergaben deutliche Beeinträchtigungen des Verstandes, der Willenskraft und der Urteilsfähigkeit. Der Verzicht auf das Rauchen wird deshalb in den allermeisten Fällen nicht nur mit größerer körperlicher Ausdauer, sondern auch mit gesteigerter geistiger Spannkraft belohnt. Und diese Tatsache bringt uns zum Thema »Rauchen und Nerven«.

Das vegetative Nervensystem bekommt als erstes die Auswirkungen des Nikotins zu spüren. Es steuert so lebenswichtige unwillkürliche Körperfunktionen wie den Herzschlag, die Atmung, die Blutzirkulation und die Verdauung, daß es auch als »autonomes« Nervensystem bezeichnet wird. Mit einer Vielzahl weitverästelter Nervenstränge verbindet es das Befehlszentrum Gehirn mit den verschiedenen Körperorganen.

Wir wollen uns die Wirkungsweise dieses Nervensystems anhand eines Beispiels verdeutlichen: Ein hübsches junges Mädchen namens Mary hatte schon öfters mit George, einem leitenden Angestellten in ihrem Büro, ein heimliches Rendezvous gehabt. Aus persönlichen Gründen möchte sie diese Treffen vor ihren Kollegen geheimhalten. Dies gelingt ihr auch, bis eines Morgens ihre Freundin Gloria ins Büro stürzt und herausplatzt: »Mary, habe ich dich nicht gestern mit George in seinem neuen Kabriolett gesehen?«

Diese für Mary völlig unerwartete Enthüllung ihres Geheimnisses und das Bewußtsein, im Mittelpunkt des allgemeinen Interesses zu stehen, rufen eine sofortige Reaktion des vegetativen Nervensystems hervor: Die unmittelbar unter der Haut gelegenen Blutgefäße erweitern sich. Das Ergebnis? Ihre Kollegen sehen ein echtes, altmodisch anmutendes Erröten, das Mary ebensowenig wie das nun folgende schallende Gelächter der Kollegen verhindern kann.

Eben dieses vegetative Nervensystem wird durch Nikotin zuerst angeregt und dann gedämpft. Diese Doppelwirkung erklärt übrigens die Widersprüchlichkeit mancher Zigarettenreklamen. Mit der brennenden Zigarette in der Hand beteuert ein betont männlich wirkender Sportler: »Meine Marke gibt mir Schwung!« Auf einem anderen Plakat wiederum sieht man eine völlig entspannt hingegossene Frau, die mit wohligem Räkeln die »beruhigende Wirkung« ihrer Zigarette preist.

Bemerkenswerterweise ist beides richtig. Das Nikotin regt zuerst die Nerven an und beruhigt sie dann. Je stärker die Nikotinsucht einen Raucher erfaßt hat, desto größere Mengen sind nötig, um den Hunger seiner Nerven nach der zur Gewohnheit gewordenen Droge zu stillen.

Um die Gründe dieser unaufhaltsam zunehmenden Versklavung besser zu begreifen, wollen wir uns im Geiste nochmals hinter jenen Schuppen versetzen, da Sie, zusammen mit einer Schar Gleichaltriger, Ihre erste Zigarette rauchten, um Ihre Männlichkeit zu beweisen. Verwandelten sich diese ersten »berauschenden« Züge, das »herrliche« Gefühl des Erwachsenseins nicht plötzlich in Schwindelgefühl und Übelkeit? Und als nächstes wechselten die Scheune und Sie selbst wie durch einen Zauber die Farbe – in ein fahles, galliges Grün.

Obwohl aber Ihre erste Begegnung mit der großen Versucherin Nikotin so unglücklich verlief, blieben Sie ihr treu. Mit jeder weiteren Zigarette schmeckte Ihnen das Rauchen besser, weil sich Ihre Nerven immer mehr an das Gift gewöhnten. Seither waren immer größere Dosen Nikotin nötig, um die gewünschte beruhigende Wirkung zu erzielen.

In den nun folgenden Tagen müssen Sie die Rückstände des Giftes in Ihrem Körper abbauen und gleichzeitig Ihr

Nervensystem allmählich an den Nikotinentzug gewöhnen.

Ist der Kaffee eine Hilfe?

Diese Frage ist deshalb von Bedeutung, weil sich die meisten Menschen im qualvollen Kampf gegen ihre Rauchsucht durch erhöhten Kaffeekonsum Erleichterung verschaffen wollen – in der irrigen Ansicht, dieses Genußmittel könne die Zigaretten ersetzen. Wie verhält es sich nun aber wirklich?

Seit vielen Jahren schon war jede Tasse Kaffee, die Sie genossen, untrennbar mit einer Zigarette verbunden. Gerade aus diesem Grund stellt jeder Kaffeegenuß eine doppelt große Versuchung dar und löst ein fast unwiderstehliches Rauchbedürfnis aus. Jetzt sehen Sie sicher ein, warum Sie die »Allianz« zwischen Kaffee und Zigaretten zerbrechen und Ihren täglichen Kaffeeverbrauch einschränken müssen.

Viele Raucher verdoppeln ihren Kaffeekonsum, wenn sie das Rauchen aufgeben wollen, und denken nicht daran, daß sie gerade dadurch ihr Nikotinbedürfnis vergrößern. Doch außer dem vorangeführten gibt es noch einen weiteren wichtigen Grund, in bezug auf Kaffee Zurückhaltung zu üben.

Wir wollen einmal das Wort »Nikotin« auf ein Blatt Papier schreiben. Direkt darunter schreiben wir »Koffein«, der bekanntlich der wichtigste Wirkstoff des Kaffees ist. Auf den ersten Blick wird die Ähnlichkeit der beiden Wörter ersichtlich. Die gemeinsame Endsilbe »in« verdeutlicht, daß beide Drogen miteinander entfernt verwandt sind und zur Gruppe der Alkaloide gehören. Diese Tatsache gewinnt noch an Bedeutung, wenn wir uns vergegenwärtigen, daß beide auf eben dasjenige Nervenzentrum einwirken, das wir doch in seinem Kampf gegen suchtfördernde Drogen nicht schwächen, sondern unterstützen wollen. Kein Wunder, daß so manche, die das Rauchen durch große Mengen Kaffee ersetzen wollten, schon von vornherein zum Scheitern verurteilt waren.

Dasselbe gilt für den Tee. Auch dieses Genußmittel enthält Koffein, ebenso wie die verschiedenen »Cola«-Getränke. Die Erfahrung hat uns gelehrt, daß die meisten Entwöhnungswilligen das Verlangen nach Tabak um so schneller überwinden, je weniger sie Kaffee und Tee zu sich nehmen.

Wir hören schon einen ganzen Chor fragender Stimmen: »Wie, um alles in der Welt, soll ich den Tag ohne Kaffee beginnen?« »Ohne Kaffee werde ich einfach nicht wach!« Das ist eine ganz natürliche Reaktion von Menschen, deren Nerven sich seit langem an die allmorgendliche Anregung durch das Koffein gewöhnt haben.

Das Problem ist aber leicht mit einem Mittel zu lösen, das Sie ebenso in Schwung bringt wie Kaffee und außerdem den Vorteil hat, daß auf die Anregung nicht die unvermeidliche Gegenreaktion folgt.

Auftrieb ohne Leistungsabfall

Während der hinter Ihnen liegenden ersten vierundzwanzig Stunden haben Sie wesentlich mehr als sonst getrunken. Viele von Ihnen fühlen sich vielleicht genau so wie jene Teilnehmer am Fünf-Tage-Plan, die David Braaten in seiner im *Washington Evening Star* veröffentlichten Artikelserie beschrieb: »Als die fünfhundert Studenten ihre Plätze eingenommen hatten, war die übliche Geräuschkulisse, nämlich das Husten, durch ein anderes Geräusch ersetzt worden: das Gluckern. Manche von ihnen hatten soviel Wasser getrunken, daß es beim Sprechen in ihnen nur so blubberte – wie in einem Abflußrohr.«

Ob es nun aber gluckerte oder nicht: siebzig Prozent der fünfhundert um Entwöhnung bemühten Raucher hatten ihr Nikotinbedürfnis bereits am fünften Abend des Fünf-Tage-Plans überwunden, und zwar größtenteils für immer.

Bis jetzt haben wir die wichtige Rolle des Wassers nur bei innerlicher Anwendung hervorgehoben, aber auch der äußerliche Gebrauch stellt eine ausgezeichnete Entwöhnungshilfe dar.

Wir denken in diesem Zusammenhang vor allem an den einfachen Vorgang der Kaltwassermassage. In der Medizin ist sie als Gefäßgymnastik bekannt und gilt als wirksames Mittel zur Belebung der Nerven und zur Förderung der Hautdurchblutung. Hier ist das einfache Rezept:

1. Stehen Sie jeden Morgen etwas früher auf, als Sie es bisher gewohnt waren.

2. Gehen Sie ins Bad und füllen Sie das Waschbecken mit lauwarmem oder kaltem Wasser.

3. Tauchen Sie einen Waschhandschuh oder einen Waschlappen hinein und wringen Sie ihn gut aus, bis er nicht mehr tropft.

4. Reiben Sie dann zunächst einmal nur einen Arm so fest damit ab, daß sich die Haut zu röten beginnt.

Reiben Sie so lange, bis sich die gewünschte Rötung eingestellt hat, die eine verstärkte Blutzirkulation anzeigt. Manche Menschen müssen am Anfang sicher sehr kräftig massieren, weil die peripheren Blutgefäße an der Hautoberfläche zunächst nur langsam reagieren. Am nächsten Morgen stellt sich der Erfolg gewöhnlich schon früher ein.

Jeden folgenden Morgen sollten Sie, um die Wirkung zu steigern, kälteres Wasser nehmen. Versuchen Sie aber nicht bereits am ersten Morgen, den ganzen Körper zu massieren. Am zweiten Morgen können Sie bereits beide Arme abreiben und am dritten Morgen zusätzlich noch die Brust. Am vierten Morgen kommen die Beine an die Reihe, so daß sich schließlich die Kaltwassermassage auf den ganzen Körper erstreckt. Spartanisch gesinnte Menschen geben vielleicht sogar noch Eiswürfel in das morgendliche Waschwasser, um sich besonders kalt abreiben zu können.

Glauben Sie uns: Nach einer solchen Behandlung sind Sie geistig und körperlich mindestens genauso wach wie nach mehreren Tassen Kaffee, ohne jedoch das Verlangen nach Zigaretten zu verspüren. Eine solche Kaltwasserbehandlung regt nicht nur die Blutgefäße an, sondern bewirkt auch eben jenes körperliche Wohlbefinden, das für jeden, der sich für den Kampf gegen das Nikotin rüstet, so wichtig ist.

Doch nun wollen wir einen genaueren Blick auf ein Thema werfen, das wir im ersten Kapitel nur kurz gestreift haben.

Die Macht der Gedanken

Nehmen wir an, Sie besuchen einen Nachbarn, der ein körperliches Leiden hat. Seine Krankheit verrät sich durch bestimmte Symptome wie zum Beispiel ein gerötetes Gesicht, klamme Hände und Atemnot. Als nächstes suchen Sie einen Nachbarn auf, der seelisch krank ist. Und wahrscheinlich können Sie an seinem Krankenbett fast die gleichen Merkmale beobachten. Seelische und körperliche Erkrankungen weisen also häufig die gleichen Symptome auf. Daraus wird die erstaunlich enge Verbindung zwischen Geist, Seele und Körper ersichtlich.

Was uns geistig-seelisch beeinflußt, wirkt sich mehr oder weniger auch auf den Körper aus. Stellen Sie sich einmal eine Katze vor, die mit hocherhobenem Schwanz über den Rasen stolziert – ein Bild des Friedens. Bis am anderen Ende des Rasens ein fremder Hund auftaucht! Im Bruchteil einer Sekunde verwandelt sich das friedliche Tierchen in einen kleinen zornigen Tiger, der – mit gesträubten Haaren und herausgestreckten Krallen – jeden Muskel seines wendigen Körpers zum Angriff oder zur Flucht spannt. Eine derart erstaunliche körperliche Veränderung vermag ein Gefühlsumschwung hervorzurufen!

Besonders eindringlich aber trat die enge Verbindung zwischen dem Geistig-Seelischen und dem Körperlichen für eine Gruppe von Ärzten zutage, denen sich die Gelegenheit bot, einen Patienten zu beobachten, dessen Magenwand bei einem völlig außergewöhnlichen Unfall durchbohrt wurde, so daß man direkt in die Bauchhöhle sehen konnte. Während des ziemlich langwierigen Heilungsprozesses konnten die Ärzte eine ganze Reihe interessanter Feststellungen machen. Sie entdeckten, daß die Magenschleimhaut so lange eine gesunde, rosige Farbe aufwies, als der Patient seelisch im Gleichgewicht war. Sobald er aber von Furcht ergriffen wurde, erblaßte die Magenschleimhaut; war er gar verzweifelt, so rötete und entzündete sie sich. Als der Patient einmal längere Zeit sehr aufgeregt und ärgerlich war, traten plötzlich an verschiedenen Stellen der Magenwand Blutungen auf.

Negative seelische Reaktionen üben also auf den Körper einen großen Einfluß aus. Diese enge Verbindung zwischen dem Körperlichen und dem Geistig-Seelischen wirft auch ein neues Licht auf das alte Bibelwort: »Denn wie er in seinem Herzen denkt, so ist er.«

Sie sind dabei, den Fünf-Tage-Plan praktisch durchzuführen. Sie stehen jetzt an einem kritischen Punkt, an dem zum Gelingen Ihres Vorhabens die vorstehend zitierte Wahrheit zu beherzigen ist. Es ist von ausschlaggebender Bedeutung, daß Sie die Macht Ihrer Willenskraft in vollem Umfang begreifen. Sie müssen aus tiefstem Herzen davon überzeugt sein, daß die Art und Weise, wie Sie denken und von Ihrer Willenskraft Gebrauch machen, einen sofortigen Einfluß auf Ihr körperliches Verlangen nach Nikotin hat.

Um den Einfluß des Geistig-Seelischen auf Ihren Körper zu verdeutlichen, möchten wir mit Ihnen ein Experiment durchführen. Innerhalb von sechzig Sekunden wird vor Ihnen ein Bild entstehen, das eine sofortige Reaktion bestimmter Drüsen auslöst. Sind Sie bereit?

Stellen Sie sich vor, es steht jemand vor Ihnen mit einer großen gelben Zitrone in der Hand. Diese Zitrone ist sehr saftig und ganz schön sauer. Ist es nun nicht seltsam, daß allein schon der Gedanke an eine saure Zitrone Ihre Speicheldrüsen in Funktion treten läßt?

Nun wird die Zitrone vor Ihren Augen mit einem Messer zerschnitten, in zwei blaßgelbe, safttriefende Hälften. Führen Sie nun in Gedanken das eine Stück der sauren Frucht an Ihre Lippen und lecken Sie daran. Während Sie dies lesen, sind Ihre Speicheldrüsen in ununterbrochener Tätigkeit – als Reaktion auf eine rein im Geiste vorgegebene Vorstellung.

Halten Sie sich diesen engen Zusammenhang immer wieder vor Augen, solange Sie darum kämpfen müssen, sich das Rauchen abzugewöhnen. Bedenken Sie: Je fester Sie sich vornehmen: »Ich will lieber nicht mehr rauchen«, desto unmittelbarer und wirksamer ist der Einfluß auf Ihr körperliches Verlangen nach der Droge. Bei vielen Menschen bewirkt die Macht dieses Gedankens ein sofortiges, merkliches Nachlassen des Rauchverlangens.

Setzen Sie also Ihren Willen richtig ein! Und Sie vermindern nicht nur den starken Drang, sondern werden auch allmählich Herr Ihrer Gewohnheiten. Der Fünf-Tage-Plan verschafft Ihnen sowohl körperliches Wohlbefinden als auch die Befriedigung, von jetzt an der Steuermann Ihres Lebensschiffes zu sein und seinen Kurs in neue Bahnen zu lenken.

Wir Menschen sind tatsächlich dazu bestimmt, unser Leben in Freiheit und Würde zu meistern – so will es die Natur – und nicht Sklaven unserer Lebensumstände zu sein. Dies führt uns zu einer weiteren Überlegung, die schon vielen Rauchern eine sehr wesentliche Hilfe geleistet hat, sich von ihrer Gewohnheit zu befreien.

Die unfehlbar bestärkende Kraft

In Kapitel 1 verglichen wir die Willenskraft mit einem Steuerruder, das zwar das Schiff nicht vorwärts bewegt, aber seine Richtung bestimmt. Den eigentlichen Antrieb des Fahrzeugs jedoch leisten die Schiffsschrauben.

Als Sie den Entschluß faßten, nicht mehr zu rauchen, brachten Sie gleichsam durch eine Steuerdrehung Ihr Schiff auf einen neuen und besseren Kurs. Aber um wirklich in der gewünschten Richtung vorwärtszukommen, bedürfen wir einer zusätzlichen Kraftquelle; sie ist geistiger Art.

Viele Menschen, die der tiefverwurzelten Gewohnheit des Rauchens verfallen sind, merken selbst, wie ihre sich selbst gegebenen Versprechungen und alle die scheinbar festen Entschlüsse wie Sand zerrinnen. Gar manchen geht es wie dem von Victor Hugo beschriebenen Mann im Treibsand. Je mehr er sich anstrengte, oben zu bleiben, desto tiefer versank er.

Auf dem Höhepunkt des verzweifelten Bemühens, sich aus dem Sog der Sucht zu befreien, erkennen Sie, daß Sie Hilfe höherer Art brauchen. Gleich, welcher Konfession oder Religion Sie angehören, es wird Sie sofort neue Kraft durchströmen, sobald Sie vertrauensvoll um göttliche Hilfe beten. Vertrauen Sie sich Gottes Hilfe an: »Gib mir die Kraft, der Versuchung zu widerstehen!«

Ein sehr erfolgreicher Geschäftsmann, der jeden Tag drei Packungen Zigaretten geraucht und erst wenige Tage zuvor das Rauchen eingestellt hatte, schilderte, wie ihn während anstrengender Verhandlungen das Verlangen mit aller Macht überfiel. »Um dem Heißhunger nach Nikotin zu begegnen, setzte ich zuerst meine Willenskraft ein und sagte mir im stillen: ›Ich will nicht mehr rauchen!‹ Als nächstes begann ich dann, ohne meinen Platz zu verlassen, mit rhythmischer Atmung, doch die raucherfüllte Luft verunmöglichte die erwünschte Wirkung. Ich erlitt einen Hustenanfall. So blieb mir noch eines: ›Gott, hilf mir!‹«

Wie viele andere Exraucher schloß er seinen Bericht mit den Worten: »Und glauben Sie mir, mein Gebet half. Ich saß in einem Raum, der so voll von Tabakqualm war, daß ich den Vorsitzenden am anderen Ende des Konferenztisches kaum mehr sehen konnte. Und doch gelang es mir mit Gottes Hilfe mein Verlangen zu überwinden.«

Wie Scharen vor Ihnen werden auch Sie mit freudiger Überraschung feststellen, wie die benötigte Kraft Sie durchströmt. Bedenken Sie, welche Macht Ihr eigener fester Wille freisetzen kann, wenn er durch göttliche Hilfe gestärkt wird!

Was können Sie erwarten?

Viel! Innerhalb weniger Tage werden Sie wie die große Mehrheit aller anderen, die das Rauchen aufgeben, einer Zigarette leichter, als Sie je glaubten, widerstehen können. Die Befreiung von mindestens siebenundzwanzig verschiedenen Giften, die Ihren Körper bedrohen, wird Ihr Wohlbefinden steigern. Das Essen wird Ihnen besser schmekken und Ihr Schlaf tiefer und erholsamer werden.

Sie befinden sich in der Tat an der Schwelle zu einem schöneren Leben. Ganz abgesehen vom körperlichen Wohlbehagen werden Sie das herrliche Gefühl empfinden, das Rechte getan und einen Sieg errungen zu haben. Sie brauchen nur die Hand danach auszustrecken. Lesen Sie nun sorgfältig die Zusammenfassung des zweiten Tages am Ende dieses Kapitels. Denken Sie immer daran: Sie können, wenn Sie nur wollen!

Zusammenfassung des zweiten Tages

Sofort nach dem Erwachen:

1. Setzen Sie Ihre Willenskraft ein: »Ich will nicht mehr rauchen! Ich rühre heute keine Zigarette an!«

2. Heute machen Sie Ihren ersten Versuch mit der Kaltwassermassage. Reiben Sie die Haut fest mit einem kalten Waschhandschuh oder einfach mit einem Waschlappen ab, um die Blutzirkulation anzuregen. Schrubben Sie, bis sich die Haut rosa färbt.

Beim Frühstück:

1. Verzichten Sie auf die gewohnte Tasse Kaffee. Nehmen Sie auch heute wieder hauptsächlich frisches Obst zu sich. Äpfel, Orangen und Bananen sind besonders zu empfehlen. Ihr Frühstück muß trotzdem nicht langweilig sein:

   Fruchtsaft (in großen Mengen),
   Getreideflocken oder gekochte Eier (ohne Pfeffer),
   Vollweizentoast,
   frisches Obst (in großen Mengen),
   warmes Getränk (Malzkaffee oder andere unschädliche Frühstücksgetränke).

2. Gehen Sie sofort nach dem Frühstück an die frische Luft und verschaffen Sie sich, soviel wie möglich, Bewegung.

Zusätzliche Nahrungszufuhr:

Jetzt können Sie auch Ihren Speisezettel erweitern und folgende Nahrungsmittel hinzufügen: Eier, Getreideflocken oder Müsli, Toast, Obst und Milch zum Frühstück; Salate, frisches und gekochtes Gemüse, Hülsenfrüchte, Kartoffeln, Nüsse und Milch zu Mittag (vermeiden Sie fettreiche, gebratene Speisen und stark gewürztes Fleisch). Nehmen Sie abends nur einen leichten und aus viel frischem Obst bestehenden Imbiß zu sich.

Wenn heute Spannungen auftreten:

1. Bleiben Sie ruhig – versuchen Sie, ein paar Minuten frische Luft zu schnappen. Gehen Sie möglichst viel zu Fuß.
2. Wird Ihnen eine Zigarette aufgedrängt, so bedenken Sie: Jede Zigarette enthält nachweislich mindestens acht krebserzeugende Schadstoffe.

Wenn das Rauchbedürfnis übermächtig wird:

1. Richten Sie sich sofort auf. Aufrechtes Sitzen oder Stehen macht die Lungen frei. Atmen Sie rhythmisch und tief durch.
2. Genehmigen Sie sich ein Glas Wasser oder auch zwei.
3. Gehen Sie an die frische Luft. Machen Sie, wenn das möglich ist, einen Spaziergang.
4. Mobilisieren Sie immer wieder Ihre Willenskraft: »Ich will nicht mehr rauchen!«

5. Beten Sie um Gottes Hilfe und Kraft – sie werden Ihnen zuteil werden.

»Kaffeepause« . . . werden Sie nicht schwach!

1. Meiden Sie rauchende Freunde und Bekannte; Sie können sich ihnen wieder widmen, wenn Sie endgültig Nichtraucher sind.
2. Trinken Sie keinen Kaffee, sondern Fruchtsaft oder Wasser. Trinken Sie auf jeden Fall viel.

Das heutige Mittagessen:

Essen Sie wiederum frisches Obst. Verzichten Sie auf stark gewürztes Fleisch und gebratene oder stark gewürzte Speisen. Zum Nachtisch noch einmal frisches Obst. Zum zweiten Nachtisch holen Sie sich frische Luft, und zwar unverzüglich!

Der heutige Nachmittag:

Gehen Sie allen Verdrießlichkeiten und Schwierigkeiten aus dem Weg; sie verstärken nur das Verlangen nach einer Zigarette – besonders, wenn Sie müde sind. Versuchen Sie, von jetzt an überhaupt über kleine Ärgernisse erhaben zu sein.

Bedenken Sie: Jeder zehnte Kettenraucher bekommt Lungenkrebs. Aber nur einer unter 270 Nichtrauchern erkrankt daran.

Empfehlungen für den Nachmittag:

1. Wenn Sie einen Kampfgefährten haben, so rufen Sie ihn unbedingt an oder suchen Sie ihn auf. Er braucht gerade jetzt Ihren Zuspruch! Und Sie vielleicht auch den seinen!
2. Sorgen Sie für genügende Flüssigkeitszufuhr. Ihr Körper lechzt nach Wasser!

Ungefähr um 16.30 Uhr: Jetzt besteht die Neigung, schwach zu werden. Viele unterliegen nun und rauchen von neuem. Lassen Sie Ihre Willenskraft nicht einschlafen!

Das heutige Abendessen ... Vorsicht!

Sie wissen, welche Nahrungsmittel das Rauchverlangen steigern. Treffen Sie heute abend selbst die richtige Auswahl. Vorsicht vor einem überfüllten Magen; er macht Sie und Ihre Willenskraft schläfrig. Übermäßiges Essen kann verhängnisvoll sein.

Essen Sie so leicht wie möglich zu Abend. Sie haben ja ein herzhaftes Frühstück und ein ordentliches Mittagessen zu sich genommen.

Sofort nach dem Essen:

Die Zeitung oder das Fernsehprogramm können zur gefährlichen Falle werden. Machen Sie jedenfalls zuerst einen Spaziergang an der frischen Luft.

Ihr dritter Tag

Es geht aufwärts

Wie fühlen Sie sich am dritten Tag Ihres Kampfes? Natürlich – es ist ein Kampf. Wie immer Sie sich fühlen, täuschen Sie sich bitte in diesem Punkt nicht.

Immerhin haben schon manche, die den Fünf-Tage-Plan durchführten, am dritten Tag bereits eine Verminderung ihres Rauchbedürfnisses festgestellt, andere wieder fanden allerdings den dritten Tag am schwersten. Zu Ihrem Trost sei gesagt, daß der Stachel einer Biene nur 2,38 Millimeter lang ist, obwohl man dem von ihm verursachten Schmerz nach glauben könnte, er sei einen ganzen Meter lang.

Doch bei manchen können jetzt tatsächlich Entziehungssymptome auftreten, die keineswegs bloße Einbildung sind. Sollten Sie diesbezügliche Fragen haben, so wird Sie Ihr Hausarzt gern beraten. Geben Sie auf keinen Fall auf. Von jetzt an geht es aufwärts. Die Leiden sind leichter zu ertragen, wenn Sie bedenken, daß Sie es bald geschafft haben.

Sam Stafford, Reporter bei den *Washington Daily News*, Kettenraucher, schrieb über seine Erfahrungen am dritten

Tag: »Der Nikotinentzug führte bei mir zu starken Kopfschmerzen und hochgradiger Nervosität. Meine Freunde sagten mir, ich sei reizbarer als sonst. Gestern war ich schläfrig und litt wie noch nie an Magen- und Gliederschmerzen.«

Der Journalist beschreibt im weiteren dann die Erfahrungen einiger anderer Leute: »Eine leidenschaftliche Raucherin, die fünfundvierzig Jahre lang jeden Tag bis zu vier Packungen konsumiert hatte, klagte über fürchterliche Kopf- und Muskelschmerzen. Ein Mann aus Arlington, der drei Packungen täglich verpaffte, litt an Schlaflosigkeit. Eine Frau aus Silver Springs und viele andere berichteten übereinstimmend von Schwindelanfällen.«

Wenn Sie an Kopfschmerzen, Schwindelgefühl und Schlaflosigkeit leiden sollten oder – was auch vorkommt – Zigaretten vor Ihren Augen tanzen, so trösten Sie sich mit dem Gedanken, daß diese Leiden Tausende Ihrer Mitmenschen auch mitgemacht haben. Denken Sie daran, daß Mutlosigkeit jetzt Ihr schlimmster Feind wäre.

Sollten Sie heute nicht durchhalten und neuerdings rauchen, so haben Sie – wir wiederholen es – nur eine Schlacht verloren, aber bestimmt nicht den ganzen Krieg. Sie kämpfen gegen einen heimtückischen Feind, der sich in all den Jahren fest in Ihrem ganzen Organismus »eingenistet« hat.

Wenn Sie heute geraucht haben, so werfen Sie keinesfalls mit entmutigter Geste und dem Ausspruch »Es hat ja doch keinen Zweck!« die Flinte ins Korn. Sie sind zu Boden gegangen, aber nicht ausgezählt. Also auf! Und nehmen Sie sich noch fester vor, den Schlachtplan durchzuführen und zu siegen.

Ihr Hirn – so »wunderbar gemacht«

Trotz all ihrer erstaunlichen Fortschritte steht die Wissenschaft in der Erforschung des Gehirns erst am Anfang. Diese zentrale »Datenverarbeitungsanlage« des menschlichen Organismus besteht aus fünfzehn bis sechzehn Milliarden Zellen, ist eine etwa drei Pfund schwere gallertartige graue Substanz, liegt zwischen den Ohren – und ist der komplizierteste Mechanismus der Welt!

Könnte die moderne Technik einen Elektronenrechner bauen, der die Funktionen des Gehirns zu übernehmen vermöchte, so müßte der Apparat nach dem Urteil der Physiologen so groß sein wie das Empire State Building, bräuchte zum Betrieb die Wasserkraft der Niagarafälle und zur Kühlung deren gesamte Wassermenge. So ist auch König David in seiner Lobpreisung Gottes zu verstehen: »Ich preise dich, daß ich so ungeheuer wunderbar gemacht bin.«

Indem Sie nun das Rauchen aufgeben, leisten Sie einen sehr wertvollen Beitrag zum Wohlbefinden Ihres eigenen »Elektronengehirns«.

Die drei Erzfeinde der Willenskraft

In den ersten beiden Kapiteln sprachen wir von geistigen Kräften, die den Körper kontrollieren. Nun wollen wir einmal bestimmte körperliche Gewohnheiten in ihren Auswirkungen auf den Geist, insbesondere auf die Willenskraft, untersuchen. Können Sie drei körperliche Gewohnheiten nennen, die den Willen sehr beeinträchtigen?

Erzfeind Nummer eins ist zweifellos das überreichliche Essen. Mit überfülltem Magen bringen Sie gerade noch genug Energie auf, um sich vom Tisch zum Sessel vor dem Fernsehapparat zu schleppen. Der ganze Organismus wird belastet und leidet an den Folgen einer allzu guten und viel zu reichhaltigen Mahlzeit. Suppe und Salat, Fleisch, Kartoffeln, Eingemachtes und Soßen, Brot, Oliven und Käse, Gemüse, Nüsse, Kuchen, zwei Portionen Bananencreme und all die Getränke – wer wundert sich da noch, daß nun Ihr Verdauungssystem dringend eines Magenbitters oder einer Pille bedarf, damit Ihr Magen halbwegs wieder in Ordnung kommt?

Die Müdigkeit, die uns nach einem solchen Essen überkommt, ist eine Folge des erhöhten Blutbedarfs im Magen. Um solche Mengen von Nahrungsmitteln zu verdauen muß zusätzliches Blut aus anderen Teilen des Körpers, einschließlich des Gehirns, herbeigeholt werden. Diese Überforderung des Organismus führt zu einer bleiernen Lähmung Ihrer Willenskraft, die mit eben dem Augenblick nach dem Essen zusammenfällt, da das Verlangen nach einer Zigarette besonders unwiderstehlich aufzutreten pflegt. Das heißt: Die Wache schläft gerade dann ein, wenn der Gegner mit besonderer Heftigkeit angreift!

Die meisten Niederlagen sind auf solche Fehler zurückzuführen. Aber sicher verstehen Sie nun, warum wir Ihnen so nachdrücklich ans Herz legen, während dieser fünf kritischen Tage nicht zuviel zu essen. Dies ist auch der eigentliche Grund unserer dringenden Warnung: Bleiben Sie nach dem Essen nicht sitzen, sondern gehen Sie an die frische Luft! Wir wollen Ihnen helfen, mit der Gewohnheit des Rauchens nach dem Essen zu brechen.

Ihr zweiter Feind ist – in ihren verschiedenen Erscheinungsformen – die Müdigkeit. Bleibt man zu lange auf (bis im Fernsehen oder im Radio das Programm beendet wird), so ist es kein Wunder, wenn man am nächsten Morgen völlig erschöpft und mit Schatten unter den Augen aus dem Bett taumelt. Wie kann nun ein Mensch, der kaum Zeit hat, eine Tasse Kaffee hinunterzustürzen, und der einen anstrengenden Tag mit zum Bersten gespannten Nerven beginnt, die nach einer Zigarette schreien, einen erfolgreichen Kampf gegen irgend etwas führen – geschweige denn gegen einen so heimtückischen Feind wie die Droge Nikotin?

Ob Ihre Müdigkeit nun vom Mangel an Schlaf oder einfach von Überarbeitung herrührt, Sie müssen in den nächsten Tagen unbedingt für hinreichende Nachtruhe sorgen. Falls Sie früh am Abend nicht gleich einschlafen können, so bleiben Sie trotzdem ruhig liegen und denken Sie daran, daß Sie auch auf diese Weise Ihrem Körper die nötige Entspannung verschaffen.

Der dritte Todfeind der Willenskraft ist der Alkohol. Er wirkt in jeder Form direkt auf die maßgebenden Gehirnzentren ein, die den Sitz von Verstand, Willenskraft und Urteilsfähigkeit darstellen. Aus diesem Grund sollten Sie dem Alkohol während der nächsten Tage die zweifelhafte Ehre erweisen, ihn als Ihren schlimmsten persönlichen Feind zu erklären.

Erfahrungsgemäß hat eine beträchtliche Anzahl von Nichtraucherkandidaten immer wieder ausgezeichnete Fortschritte erzielt – bis zu dem verhängnisvollen Tag, an dem sie auf eine Party gingen. Regelmäßig nahmen sie sich fest vor, es bei einem Glas Fruchtsaft oder Cola bewenden zu lassen, und dann überredete sie ein alter Freund, »nur einen winzigen Schluck auf die alten Zeiten zu trinken«. Eine halbe Zigarettenpackung später fragten sie sich dann verblüfft, was denn nun ihre Willenskraft so plötzlich lähmen konnte.

Willenskraft bedeutet noch viel mehr

Unsere Erörterung der Willenskraft beschränkte sich bis jetzt auf das Thema: Ich will nicht mehr rauchen. Willenskraft bedeutet aber noch viel mehr – sie ist der Schlüssel zu Gesundheit und Glück. Wird die volle Kraft des Willens richtig eingesetzt, so kann sie uns von allen unerwünschten Gewohnheiten befreien.

Der Wille beeinflußt das körperliche Befinden. Mit seiner Hilfe kann man die schulischen Leistungen verbessern oder im Geschäftsleben größere Erfolge erzielen. Kurzum, der richtige und entschiedene Einsatz des Willens kann Ihr Leben von Grund auf verändern. Und mit jeder richtigen Willensentscheidung werden Sie sich immer entschiedener daran gewöhnen, unter allen Umständen das Rechte zu tun – ein Handlungsgrundsatz, der Ihnen Tür und Tor zu immer größeren Leistungen und Erfolgen öffnet.

Aber dem Willen kommt noch viel größere Bedeutung zu. Oft entscheidet er über Leben oder Tod. Warum verbietet wohl ein Arzt so streng, einem Schwerkranken schlechte Nachrichten mitzuteilen? Die Ärzte wissen eben, daß im falschen Augenblick jedes Moment der Entmutigung den Lebenswillen des Patienten so schwächen kann, daß dies möglicherweise zum Tod führt.

Nun, da Sie wissen, wie sehr Ihnen die Willenskraft im Kampf gegen das Rauchen hilft, ergibt sich die Frage, warum Sie diese Kraft nicht auch zur Erreichung anderer Ziele einsetzen. Haben Sie nicht auch andere Ziele, die Sie erreichen möchten? Und glauben Sie nicht, daß die Willensanstrengung, die Sie jetzt zum Abgewöhnen des Rauchens aufbringen, Ihnen auch in anderer Hinsicht zugute kommen wird?

Und bei einem »unwiderstehlichen« Verlangen?

In diese Lage werden Sie wahrscheinlich nie kommen, ganz einfach deshalb nicht, weil Sie jeder Versuchung erfolgreich widerstehen können. Erfolggewohnte Strategen beziehen in ihrem vorher genau durchdachten Plan ihres Vorgehens schon von vornherein alle Möglichkeiten auch eventuellen Scheiterns mit ein.

Darum wollen auch wir jetzt nützliche Pläne schmieden. Merkwürdigerweise wird ja das scheinbar »unwiderstehliche Verlangen zu rauchen« schon durch die geringste Unannehmlichkeit hervorgerufen. Oft taucht es für den Betroffenen im Zustand großer Schlaffheit und Ermüdung auf. Diesem Umstand wollen wir durch einen entsprechenden Verteidigungsplan Rechnung tragen.

Mit den vier wichtigsten Gegenmaßnahmen, die geboten sind, sind Sie bereits vertraut:

1. Sie mobilisieren den Widerstand Ihres Willens: »Ich will nicht mehr rauchen!«

2. Sie versuchen, an frische Luft zu kommen, und atmen tief durch.
3. Sie bitten um göttliche Hilfe, Ihre Bemühungen zu unterstützen.
4. Sie sorgen für vermehrte Flüssigkeitszufuhr.

Wenn Sie ein sehr starkes Verlangen überkommt, so lenken Sie sich am besten ab. Schauen Sie auf Ihre Uhr. Beobachten Sie, wie der Sekundenzeiger um das Zifferblatt läuft. Wie stark Ihr Drang auch immer sein mag, ganze sechzig Sekunden können Sie das Rauchen noch sein lassen. Nachdem schon eine Minute vergangen ist, können Sie es sicher noch eine weitere aushalten. Natürlich können Sie es! Dann wird es spannend: Nach der dritten Minute werden Sie merken, daß selbst das stärkste Verlangen seinen Höhepunkt überschreitet, ja überschritten hat und nachläßt.

Das starke, heftige Verlangen zu rauchen ist gewöhnlich von kurzer Dauer im Vergleich zu dem unbestimmten Rauchbedürfnis im Hintergrund, das Sie die ganze Zeit mehr oder weniger geplagt hat und mit dem Sie bis jetzt fertigwurden. Auf seinem Höhepunkt kann es allerdings ungeheuer stark werden.

Eine so eingefleischte Gewohnheit wie das Rauchen kann eben nicht ohne entschiedene Anstrengung ausgemerzt werden.

Geben Sie sich nie geschlagen!

Vielleicht sind Sie in diesem Augenblick aufgrund der Heftigkeit des Kampfes bereits so zermürbt, daß Sie zweifeln, ob Sie weiter durchhalten können. Obwohl Sie glauben, am Tiefpunkt angelangt zu sein, sind Sie wahrscheinlich dem Sieg näher, als Sie denken.

Einer unserer Patienten schrieb: »Ungefähr am dritten Tag, als ich mich bereits fragte, ob ich mich je wieder normal fühlen würde, war es mir, als käme mein klares Denkvermögen plötzlich von seinem Urlaub zurück. Das Schwindelgefühl begann nachzulassen, und ich hatte das Gefühl, das Schlimmste geschafft zu haben.«

Wenn Sie also jetzt gerade versucht sein sollten, entmutigt den Kopf hängen zu lassen, so nehmen Sie sich vor, den Plan sorgfältiger zu befolgen und unbedingt durchzuhalten. Sie können es!

Tun Sie etwas für Ihre Nerven!

Während dieser anstrengenden Tage müssen Sie alles tun, um die Ruhe zu bewahren und gleichzeitig die Nerven durch entsprechende Nährstoffzufuhr zu kräftigen. Einer der wichtigsten Nährstoffe für die Nerven ist das weithin bekannte Vitamin B_1. Eine mangelhafte Versorgung mit dieser Substanz führt meistens zu nervöser Reizbarkeit.

Die Nerven werden nur dann hinreichend ernährt, wenn sie genügende Mengen Blutzucker verbrennen, und dazu müssen ausreichende Mengen von Vitamin B_1 und Sauerstoff vorhanden sein. Der ganze Vorgang läßt sich etwa in der folgenden einfachen Gleichung ausdrücken: Sauerstoff + Vitamin B_1 + einige Fermente = Blutzuckerverbrennung. Diese Formel erleichtert Ihnen sicher das Verständnis der sich innerhalb der Nervenzellen vollziehenden Prozesse.

Fehlt einer dieser ausschlaggebenden Stoffe ganz oder teilweise, so wird die Funktion des Nervensystems gestört. Eine unvollständige Blutzuckerverbrennung hinterläßt gesundheitsschädliche Rückstände wie zum Beispiel Benzpyrensäure. Gelangt davon zuviel ins Gehirn, so hat dies Nervosität, Schwerfälligkeit und Reizbarkeit und oft auch Schlaflosigkeit zur Folge.

Die folgende Darstellung rückt die engen Zusammenhänge zwischen der Ernährungsweise einerseits und der Denk- und Verhaltensweise andererseits in noch helleres Licht. An der Columbia-Universität wurde mit einer Gruppe von Studenten ein Versuch durchgeführt, um den Einfluß von Vitamin B_1 auf die Lernfähigkeit zu untersuchen. Die Testgruppe wurde regelmäßig mit Vitamin B_1 versorgt, während die Kontrollgruppe zwar jeweils die gleichen Kapseln, jedoch solche ohne Vitamin B_1, also Placebos, erhielt. Intelligenzgrad, Leistungsgrad und Lernbegabung waren bei allen Versuchspersonen identisch. Sie wurden von den gleichen Lehrern unterrichtet und mußten die gleichen Prüfungen bestehen.

Fünf Tage nach Beginn des Experimentes zeichnete sich bereits ein merklicher Unterschied in der Lernfähigkeit und manuellen Geschicklichkeit der beiden Gruppen ab. Die mit Vitamin B_1 versorgte Hälfte konnte sich leichter konzentrieren und das Gelernte besser behalten. Nach sechs Wochen lag der Leistungsdurchschnitt der Testgruppe bereits um 27 Prozent höher als jener der Kontrollgruppe, die – ohne ihr Wissen – kein Vitamin B_1 erhalten hatte.

Ein ähnliches Experiment wurde von Ärzten an der berühmten Mayo-Klinik durchgeführt, um die Wirkung des Vitamins B_1 auf die Persönlichkeit festzustellen. Man wählte dazu eine Gruppe von Heiminsassen aus, um Abweichungen von der vorgeschriebenen Ernährungsweise vorzubeugen.

Die Frauen erhielten genau das, was etwa fünfzig Prozent der Amerikaner zu sich nehmen, nämlich wenig oder gar nichts zum Frühstück und mittags und abends große Mengen von Tee, Kaffee, Weißbrot, Kartoffeln, poliertem Reis, Magermilch, Rindfleisch, Käse, Eiern, Butter, Pflanzenfett, Kakao, Gelatine, konserviertem Gemüse und raffiniertem weißem Zucker. Die Kost war absichtlich so zusammengestellt, daß sie sehr arm an Vitamin B_1 war, sonst aber mehr oder weniger alle wichtigen Nährstoffe enthielt.

Die Ergebnisse waren äußerst interessant: Die gerade wegen ihres verträglichen Charakters ausgewählten Versuchspersonen zeigten bereits nach zehn Tagen die ersten Veränderungen ihres Verhaltens. Bei fast allen traten neurotische Symptome auf. Sie wurden immer nervöser, reizbarer, angriffslustiger und lärmempfindlicher. Sie klagten über ein Gefühl, als ob Ameisen unter der Haut krabbelten, und weigerten sich schließlich sogar, ihre Betten zu machen.

Das Experiment mußte aufgrund der hochgradigen Nervosität und des abnormen Verhaltens der Frauen abgebrochen werden.

Wo finden Sie reichlich Vitamin B_1?

Als wir dem mit uns befreundeten Redakteur einer bekannten Zeitschrift von dem wissenschaftlichen Experiment mit den Studenten erzählten, deren Leistungsfähigkei durch Vitamin B_1 so gesteigert worden war, rief er aus: »Bravo, Freunde, verschafft mir getrost ein ganzes Faß davon!«

Wahrscheinlich wurde Ihnen gar nicht bewußt, daß unser Rat, während der ersten vierundzwanzig Stunden des Fünf-Tage-Plans reichliche Mengen von frischem Obst und Fruchtsäften zu sich zu nehmen, im Grunde auf eine konzentrierte Vitamindiät hinauslief. Für den zweiten Tag legten wir Ihnen ans Herz, viel frisches Gemüse und Vollkorn zu essen. Als weitere an Vitamin B_1 besonders reiche und natürliche Quellen können wir Ihnen empfehlen: Nüsse, Weizenkeime, Vollkornbrot und Vollkornmüsli. Um die Zufuhr an Vitamin B_1 zu erhöhen, kann man auch morgens einen Teelöffel voll Weizenkeime zu sich nehmen.

Besonders reich an Vitamin B_1 ist Trockenhefe. Am angenehmsten ist Hefe noch zu essen, indem man einen Teelöffel voll in einem Glas Tomatensaft verrührt, sich die Nase zuhält und es auf einmal austrinkt. Dieses Rezept ist für diejenigen ideal, die nur eine scheußlich schmeckende Medizin für wirksam halten.

Manche erinnert Hefe allerdings an den Gestank einer toten Maus. Deshalb zieht man es im allgemeinen vor, Vitamin B_1 in Tablettenform zu sich zu nehmen. Ihr Arzt wird Ihnen, wenn Sie ihm Ihr Problem erklären, gern geeignete Präparate nennen.

Vorsicht vor der Zuckerdose!

Um die Jahrhundertwende aß der Durchschnittsamerikaner pro Jahr dreißig Pfund Zucker. Wissen Sie, wieviel jetzt pro Kopf verzehrt wird? Untersuchungen haben ergeben, daß der Amerikaner im Jahresdurchschnitt etwa hundertzehn Pfund Zucker verbraucht!

Der weiße Raffinadezucker enthält weder Kalzium, Phosphor, Eisen noch Vitamin B_1. Von besonderer Bedeutung ist in diesem Zusammenhang aber, daß Ihr Körper Vitamin B_1 braucht, um Blutzucker zu verbrennen. Deshalb wird bei überreichlichem Zuckergenuß Ihr Vorrat an Vitamin B_1, anstatt als Nervennahrung zu dienen, für diesen Zweck aufgebraucht.

Kein Wunder also, wenn Ihre Nerven so oft überreizt sind. Deshalb möchten wir Ihnen raten, in den nächsten fünf Tagen schwere und allzu zuckerhaltige Nachspeisen zu vermeiden. Auf diese Weise werden Ihre Nerven die kommenden Stürme am besten überdauern.

Viele vom Rauchen Entwöhnte konsumieren als Ersatz für das Rauchen große Mengen Süßigkeiten und Kaugummi. Es ist ganz natürlich, daß man in der Tasche und im Mund einen Ersatz für die Zigarette haben möchte. Deshalb empfehlen wir Ihnen, sich mit ungezuckerten Süßigkeiten einzudecken, die in Reformhäusern, Drogerien und Apotheken angeboten werden.

Die drei Seinskomponenten des Menschen

Stellen Sie sich drei übereinandergeschichtete Blöcke vor. So ähnlich verhält es sich nämlich mit dem Aufbau der drei unterschiedlichen und doch miteinander verbundenen Komponenten des Menschseins: denen des Körperlichen, des Geistigen und des Seelischen. Die Untersuchung der Zusammenhänge hat zu ebenso faszinierenden wie unausweichlichen Schlußfolgerungen geführt.

Versetzen Sie sich zum Beispiel in die Lage eines Menschen, der unter dem Mangel an Vitamin B_1 leidet. Gereizt und nervös geht er am Sonntagmorgen in die Kirche. Seine Reizbarkeit macht ihn unempfänglich für die tröstende und stärkende Wirkung des Gottesdienstes. Auch während einer guten Predigt sitzt er mit übervollem Magen da und ist geistig und körperlich zu apathisch, um irgendeinen Nutzen aus dem geistigen Zuspruch ziehen zu können.

Noch ein anderes Beispiel könnte man anführen: Ein in Scheidung lebendes Ehepaar klagt dem Pfarrer oder dem Eheberater sein Leid und beschuldigt sich gegenseitig aufs schwerste. Dabei ist das ganze Zerwürfnis möglicherweise nur auf die zerrütteten Nerven beider Ehepartner und dies wiederum auf eine unausgeglichene Ernährung zurückzuführen, weil es nämlich gerade an jenen Nährstoffen mangelt, die für ruhige Nerven und eine freundliche Stimmung unerläßlich sind.

Wir bestehen eben tatsächlich aus Körper, Geist und Seele, und alle unsere scheinbar nur die physische Existenz berührenden Gewohnheiten stärken oder schwächen unsere geistigen oder seelischen Kräfte.

Hierin ist ein weiterer guter Grund zu sehen, das Rauchen aufzugeben. Und denken Sie immer daran: Sie können ... wenn Sie nur wollen!

Zusammenfassung des dritten Tages

Heute ist es kritisch!

Seien Sie jede Minute auf der Hut. Wenn Sie meinen, alles gehe gut, dann heißt es, doppelt vorsichtig zu sein.

1. Kaltwassermassage bringt Sie auf die Beine und in Schwung.
2. Sorgen Sie gleich am Morgen für die nötige Flüssigkeitszufuhr; Ihr Körper braucht mehr Wasser als je zuvor.

Die Hauptregeln für den heutigen Tag:

Weil es heute besonders kritisch wird, ist die Einhaltung zweier Programmpunkte sehr wichtig:

1. Setzen Sie schon beim Erwachen gleich Ihre Willenskraft ein. Sagen Sie sich: »Ich will heute nicht mehr rauchen, ganz gleich, wie groß mein Verlangen ist!«
2. Fangen Sie richtig an. Beten Sie um Gottes Hilfe. Sagen Sie: »Mein Wille braucht Kraft. Gib mir heute die nötige Stärke.« Sie müssen fest daran glauben, daß Ihnen geholfen wird!

Lassen Sie sich Zeit!

Wenn Sie früh genug aufstehen, haben Sie Zeit für ein nahrhaftes Frühstück. Millionen Menschen stürzen frühmorgens gerade nur schnell eine Tasse Kaffee hinunter und verschlingen rasch ein Stück Toast. Kein Wunder, wenn ihre strapazierten Nerven nach Zigaretten verlangen!

Gehen Sie Problemen unbedingt aus dem Weg!

Taucht unvermittelt ein großes Problem auf, so nehmen Sie es, wenn irgend möglich, nicht gerade heute in Angriff. Verschieben Sie es ein oder zwei Tage. Machen Sie sich Ihr Leben in den nächsten Tagen so einfach wie nur möglich.

Beim Frühstück:

Bevorzugen Sie frisches Obst und Fruchtsäfte mit viel Vitamin C. Sorgen Sie für zusätzliche Mengen Vitamin B_1. Machen Sie nach wie vor einen großen Bogen um die Kaffeemaschine – sie ist im Augenblick gefährlicher denn je.

Ungefähr jetzt:

Haben Sie bis jetzt den Plan zum Abgewöhnen des Rauchens durchgeführt, so beginnen Sie nun sicher allmählich Mitleid mit denjenigen zu empfinden, die dieser gesundheitsschädigenden Gewohnheit noch immer verfallen sind.

Wußten Sie übrigens, daß man das Rauchen leichter aufgibt, wenn man jeden Tag einem anderen, der das gleiche im Sinn hat, Mut zuspricht? Suchen Sie auf jeden Fall Ihren »Kampfgefährten« auf, oder rufen Sie ihn an.

Auf jeden Fall:

Gehen Sie nach dem Frühstück an die frische Luft. Behalten Sie besonders die Flüssigkeitszufuhr im Auge. Trinken Sie am Vormittag drei Glas Wasser oder ungezuckerten Saft. Es kann von entscheidender Bedeutung für Sie sein.

Dieses »unwiderstehliche Verlangen«:

Taucht es tatsächlich auf, so herrscht höchster Alarmzustand. Wenden Sie sofort die folgenden Notmaßnahmen an – sie wirken sicher.

1. Sobald die Versuchung an Sie herantritt, nehmen Sie sich vor, zwei Minuten lang nicht zu rauchen. Sagen Sie sich: »Ich will zwei Minuten lang durchhalten!« Sie können es bestimmt so lange aushalten.

2. Nehmen Sie sofort eine aufrechte Haltung an. Atmen Sie tief durch.

3. Bitten Sie Gott um Hilfe und Kraft. Mit Gott sind wir stark.

4. Nach den ersten zwei Minuten sagen Sie sich: »Ich will noch weitere zwei Minuten durchhalten.« Und tun Sie's auch.

5. Merken Sie, was vorgeht? Das Verlangen wird schwächer. Halten Sie durch!

6. Zwingen Sie sich, an etwas anderes zu denken. Lenken Sie sich ab – Sie werden sehen, es hilft.

Was Ihnen auffällt:

Merken Sie, wieviel besser Ihnen das Essen jetzt schon schmeckt? Warum? Rauchen betäubt den Geschmackssinn. Sie haben zu rauchen aufgehört; deshalb werden die Geschmacksnerven wieder aktiv, und auch Ihr abgestumpfter Geruchsinn erholt sich allmählich.

Wie fühlen Sie sich?

Sie haben den kritischen dritten Tag beinahe schon hinter sich. Sie können zu Recht stolz sein, weil Sie wissen, daß Sie gegen eine gefährliche Gewohnheit kämpfen und diese überwinden werden. Sollten Sie Fragen bezüglich Ihrer Gesundheit haben, steht Ihnen Ihr Hausarzt mit Rat und Tat zur Seite.

Gleich nach dem Essen:

Bleiben Sie nicht sitzen. Gehen Sie an die frische Luft und bewegen Sie sich.

Zur Beachtung:

»Die Sterbeziffer derjenigen, die einmal eine Packung Zigaretten oder mehrere pro Tag konsumiert und dann das Rauchen aufgegeben haben, ist um mehr als die Hälfte geringer als die all derjenigen, die weiterrauchen.« Auch diese Feststellung entstammt der Veröffentlichung der Amerikanischen Gesellschaft für Krebsforschung.

Ihr vierter Tag

Ein gesunder Magen – eine Seltenheit

Der menschliche Magen ist wahrscheinlich eines der am meisten mißbrauchten Organe unseres Körpers. Er ist seinem »Besitzer« auf Gedeih oder Verderb ausgeliefert und muß mit jeder Art und Menge der ihm zugeführten Nahrung fertigwerden. Darum ist heutzutage ein normal arbeitender Magen geradezu eine Ausnahme, ja eine solche Seltenheit geworden, daß ein Arzt, der als Magenspezialist an einer bekannten Klinik nach langer Zeit wieder einmal einen gesunden Magen sah, seine Kollegen rief, um ihnen das »Prachtexemplar mit Seltenheitswert« zu zeigen.

Die Schadstoffe des Rauchens reizen die Magenschleimhaut und beeinträchtigen die Magenfunktionen. Magengeschwüre werden durch das Rauchen verschlimmert, und eine Heilung ist in der Regel unmöglich, solange der Patient weiterraucht. Der Zusammenhang zwischen chronischer Magenreizung und Nikotingenuß ist wissenschaftlich erwiesen.

Während dieser fünf Tage der Entwöhnung vom Rauchen müssen Sie alles vermeiden, was der Magenschleimhaut schadet. Bestimmte Speisen können nämlich eine

Magenreizung hervorrufen, die ihrerseits wieder über das Nervensystem ein Rauchbedürfnis auslösen kann.

Passen Sie auf, was Sie essen!

Die für gewöhnlich im ätherischen Öl von Gewürzen enthaltenen Reizmittel entzünden zunächst die empfindliche Schleimhaut der Mundhöhle und sodann auch das Magen- und Darmsystem. Diese Stoffe können das Verlangen nach Tabak von neuem wachrufen.

Interessanterweise zieht der Durchschnittsraucher sehr stark gewürzte Speisen vor, und zwar aus einem sehr einfachen Grund. Da das Rauchen den Geschmackssinn abstumpft, muß der Raucher, um etwas zu schmecken, zu immer stärkeren Gewürzen greifen. Hört er nun plötzlich mit dem Rauchen auf und erwachen seine Geschmacksnerven aus ihrer jahrelangen Betäubung, so stellt er voll freudiger Überraschung eine ebenso schlagartige wie sensationelle Verbesserung der Kochkünste seiner Frau fest. Und schon braucht er erneut seine Willenskraft, um sich vorzunehmen: »Ich will mich nicht überessen.«

Verzichten Sie also weiterhin auf scharfe Gewürze und Speisen wie pikante Soßen, Senf, Pfeffer, Paprika, Chili und Meerrettich. Was auf der Zunge brennt, ohne heiß zu sein, ist im Augenblick für Sie gefährlich.

Da wir schon bei Fragen der Ernährung sind, möchten wir Ihnen noch empfehlen, sich aller schweren, stark gesüßten, fetten und gebratenen Speisen zu enthalten. Geben Sie Ihrem Körper Gelegenheit, sich in diesen fünf Tagen durch eine naturgemäße Ernährungsweise zu erholen.

Für Sie – ein zusätzlicher Gewinn

Als wir eine Reihe von Jahren hindurch den Fünf-Tage-Plan an Kliniken des ganzen Landes erprobten, wurden wir immer wieder Zeugen, mit welch freudiger Überraschung Tausende von Rauchern feststellten, daß sie sich das Rauchen viel leichter abgewöhnen konnten, als sie je gehofft hatten. Der oft gehörte Jubelruf: »Es ist einfach unglaublich, wie schnell das Verlangen nachläßt!« ist zum Teil die Belohnung für die Beachtung bestimmter physiologischer Gesetze, die sich in einer Stärkung und Leistungssteigerung des gesamten Organismus auswirkt.

Am Ende des vierten Tages eines unserer kürzlich gestarteten Gruppenversuche meldete sich ein Geschäftsmann zu Wort, der früher sehr stark geraucht hatte, und sagte voll freudiger Bewegung: »Ich bin erstaunt darüber, wie viele erfreuliche Nebenwirkungen diese Raucherentwöhnungskur zeigt!« Und dann zählte er eine Reihe von Fortschritten auf, die dank der vermehrten körperlichen Bewegung und der Tiefatmung in seinem Allgemeinbefinden eingetreten waren. Insbesondere unterstrich er, daß er sich mit neugestärkter Willenskraft auch von anderen schädlichen Gewohnheiten befreit hatte. Er schloß: »Und all diese bedeutenden Vorteile stellten sich lediglich als Nebenerscheinungen meines siegreichen Kampfes gegen das Rauchen ein.«

So soll es auch sein. Der Verzicht auf das Rauchen macht Sie bestimmt nicht zum bemitleidenswerten Opfer einer Entscheidung, die Sie einer »geliebten« Gewohnheit beraubt. Dieser Entschluß bedeutet für Sie eine Befreiung und öffnet darüber hinaus die Tür zu einem besseren Leben.

Ein wichtiges Thema: Cholesterin

An diesem Punkt möchten wir noch auf einen weiteren Nutzen hinweisen, den Sie aus unserem Fünf-Tage-Plan ziehen können. Sie wurden nämlich während der ersten vierundzwanzig Stunden auf eine einfache Diät gesetzt, die wenig Cholesterin enthielt. Zwar wurde dieser Stoff in den letzten Jahren zu einem bekannten und gefürchteten Begriff; doch jeder Arzt wird Ihnen erklären, daß es sich um ein ganz normales Körperprodukt handelt.

Enthält allerdings die Nahrung zuviel gesättigte Fette, so steigt der Cholesteringehalt des Blutes abnorm hoch an. Die dadurch entstehenden starken Cholesterinablagerungen an den Wänden der Blutgefäße verengen diese in gefährlichem Ausmaß. Dies wiederum stellt eine zusätzliche Belastung für das Herz dar. Die Verengung der Herzkranzgefäße ist nicht selten die Ursache des häufig tödlich verlaufenden Herzinfarktes.

Die Amerikaner sind sicher eines der bestgenährten Völker der Erde, und da bei uns – so scheint es – die fetten Jahre zur selbstverständlichen Dauereinrichtung geworden sind, stehen wir auch in der Häufigkeit der auftretenden Herzkrankheiten an erster Stelle. Führende medizinische Kapazitäten, wie zum Beispiel Dr. Paul Dudley White, ermahnen uns ständig, unsere Essens- und Lebensgewohnheiten zu ändern.

Sicher wollen Sie nicht nur in diesen fünf Tagen der Entwöhnung vom Rauchen, sondern für immer den übermäßigen Genuß von stark cholesterinhaltigen Nahrungsmitteln, insbesondere von Schweinefleisch, Butter, Käse, Eiern, Kuchen, Gebäck und Schokolade, vermeiden.

Denn durch den wissenschaftlich erwiesenen Kausalzusammenhang zwischen fettreicher Nahrung und Herzkrankheiten wird die Wahrheit des alten Sprichwortes »Der Weg zum Herzen führt durch den Magen« nur allzu deutlich bestätigt.

Sicher fiel Ihnen auch auf, daß wir in unserem Diätplan sowohl in viel Fett gebratene Speisen als auch rohes Fleisch gestrichen haben, in der Hoffnung, Sie werden Ihrem Körper Gelegenheit geben, sich durch den Genuß einfacher, möglichst natürlich zubereiteter Nahrungsmittel zu erholen. Tatsächlich vermag ein stark gewürztes halbrohes Pfeffersteak oder ein Beef tatare cru das Verlangen nach dem Rauchen gewaltig anzuheizen.

Vermutlich wird dieses Bedürfnis durch die Benzpyrensäure und den Anstieg des Blutammoniaks geweckt, die durch die Aufbereitung des stark proteinhaltigen Fleisches entstehen. Ein hoher Ammoniakspiegel aber regt das zentrale Nervensystem an, und je roher das Fleisch, desto größer sein Ammoniakgehalt. Unserer Erfahrung nach verringert sich das quälende Rauchbedürfnis meist schlagartig, sobald man einerseits auf stark gewürzte Speisen und andererseits auf rohes oder halbrohes Fleisch, das reich an gesättigten Fetten ist, verzichtet. Um den Blutcholesterinspiegel niedrigzuhalten, empfiehlt es sich, statt Fleisch viel Fisch zu essen, dessen Gehalt an ungesättigten Fetten gesünder ist als das Fett von Warmblütern.

Die Wissenschaft erbringt immer mehr Beweise für den ursächlichen Zusammenhang zwischen unserer tödlichen Gefahr Nummer eins, der Herzkrankheit, und unserer Durchschnittskost mit ihrem hohen Gehalt an gesättigten Fetten. Eine Kost, die vorwiegend ungesättigte Fette und dementsprechend geringe Mengen an Cholesterin enthält, würde die Häufigkeit der Herz- und Kreislauferkrankungen bestimmt verringern.

Das *Journal of the American Medical Association* vom Juni 1981 veröffentlichte als Ergebnis umfangreicher Untersuchungen, daß wir mit einer solchen Kost 97 Prozent aller Herzinfarkte verhindern könnten. Weil Liebe durch den Magen geht, sollte eine tüchtige Hausfrau sorgfältig darauf achten, cholesterinarme Nahrung auf den Tisch zu bringen, um die Gesundheit ihrer Familie zu schützen.

Die Ernährung ist aber, wohlgemerkt, nicht die einzige Ursache eines gefährlich ansteigenden Cholesteringehaltes im Blut. Schon allein unmäßiges Essen treibt ihn in die Höhe und ebenso der Mangel an Bewegung. Zweifellos spielen hier neben vielen anderen Umständen auch nervöse Spannungen und seelische Belastungen eine große Rolle. An der Tatsache jedoch, daß den gesättigten Fetten eine besonders bedrohliche Bedeutung zukommt, ist trotz allem nicht zu rütteln.

Es sprechen also jedenfalls zwei wichtige Gründe dafür, den Verzehr cholesterinhaltiger Nahrungsmittel möglichst einzuschränken. Das Rauchen aufzugeben bedeutet eine starke Nervenprobe, deshalb sollten Sie alles vermeiden, was das Nikotinbedürfnis erwecken oder vermehren könnte.

Entscheidend sind die Beweggründe

Es ist ein wahres Wort, daß dauerhafte Entschlüsse immer auf starken Beweggründen beruhen. Haben Sie sich gut überlegt, was Sie bewogen hat, das Rauchen aufzugeben? Sind Ihre Motive stark genug, um Ihrem Entschluß Bestand zu verleihen?

Eine anziehende junge Frau erklärte, als sie sich am Abend des dritten Versuchstages unserer Entwöhnungskur verabschiedete: »Jetzt habe ich schon drei Tage lang keine einzige Zigarette mehr geraucht.« Dann fügte sie hinzu: »Dabei möchte ich das Rauchen im Grunde gar nicht aufgeben.« Auf die Frage, warum sie denn dann an der Veranstaltung teilnehme, gab sie bereitwillig zu: »Weil mir mein Mann ein neues Auto versprochen hat, wenn ich mir das Rauchen abgewöhne.«

»Und was werden Sie tun, wenn Sie das neue Auto bekommen haben?« fragten wir. »Wahrscheinlich«, sagte sie, »werde ich dann wieder rauchen!«

Offensichtlich waren ihre Beweggründe für einen dauerhaften Entschluß nicht stark genug. Dann nahm sie einen Anlauf und weihte uns in ihre grundsätzliche Einstellung zu dem ganzen Problem ein: »Rauchen macht mich glücklich; und selbst wenn es das Leben verkürzt, so möchte ich eben glücklich sein, solange ich lebe. Schließlich könnte ich schon morgen auf einer Bananenschale ausrutschen und mir das Genick brechen. Was das schlechte Beispiel betrifft, das ich meinen Kindern durch das Rauchen gebe«, fuhr sie fort, »so sehen sie doch ohnehin die ganze Zeit ihre Tanten, Onkel und Lehrer rauchen.« Sie schloß mit der Bemerkung: »Ich habe übrigens zwei Kinder, und das dritte ist unterwegs.«

Wir warfen ein: »Haben Sie schon einmal medizinische Berichte über die Auswirkungen gelesen, die das Rauchen auf ein ungeborenes Kind haben kann?« Sie blickte uns überrascht an und fragte: »Welche Auswirkungen sollen das sein?«

Nun mußte sie zur Kenntnis nehmen, wie sehr sich der Herzschlag des Fetus beschleunigt, sobald die Mutter den ersten Zigarettenzug macht, und daß ferner die medizinische Forschung eine Häufung von Früh- und Fehlgeburten bei Raucherinnen und in deren Blut einen deutlich verminderten Sauerstoffgehalt (Anoxie) nachweisen konnte. Als sie dies erfuhr, spiegelte sich auf einmal in ihrem Gesicht eine klare Entscheidung. Und mit entschiedener Geste sagte sie: »So ist das also. Nun habe ich einen guten Grund, aufzuhören.« Dann ging sie rasch weg: tief bewegt von einem der stärksten aller Motive – der Liebe.

Eine etwas anders geartete Rolle spielte die Liebe beim Entschluß einer hübschen jungen Dame, die ebenfalls an dem Gruppenversuch teilnahm und erzählte: »Mein Verlobter will mich nicht heiraten, wenn ich nicht das Rauchen aufgebe – und ich finde, er ist den Verzicht wert.«

Am anderen Ende der Skala von Beweggründen, sich das Rauchen abzugewöhnen, steht die nackte Angst vor Herz- und Lungenkrankheiten, deren Zusammenhang mit dem Rauchen in einer wahren Flut von medizinischen Veröffentlichungen nachgewiesen wurde. Ist aber die Angst auf die Dauer stark genug, um sich das Rauchen abzugewöhnen?

Angesichts der erstaunlichen Leichtigkeit, mit der sich der Mensch an einen Zustand der Angst gewöhnt, ist deren Wirkung offensichtlich nur von zweifelhaftem Wert. »Na ja, irgendwann müssen wir alle einmal sterben«, ist der oft gehörte verhängnisvolle Einwand, der die begrenzte Wirksamkeit dieses Motivs enthüllt.

Für andere Menschen wieder ist das Geld scheinbar ein hinreichender Grund, dem Tabak Lebewohl zu sagen. Nach kurzem Rechnen stellt ein Ehepaar beglückt fest: »Wenn wir mit dem Rauchen aufhören, können wir ungefähr hundert Dollar oder noch mehr im Monat für neue Möbel sparen.« Was aber wäre, wenn dieses Paar eine beträchtliche Geldsumme erbte, die die Erfüllung aller persönlichen Wünsche ermöglichen würde? Würden sie das Rauchen dann wieder anfangen? Wäre das Geld der einzige Beweggrund, so würde dies sicher der Fall sein.

Wollen Sie etwas für Ihre Gesundheit tun? Mit diesem Grund drängen nämlich viele Ärzte ihre Patienten, das Rauchen aufzugeben. Und es ist in der Tat ein überzeugendes Argument, denn als gesunder Mensch fühlen Sie sich nicht nur viel wohler und glücklicher, sondern Sie können auch Ihre Angehörigen länger umsorgen und der Gemeinschaft, dem Staat und der Kirche Ihre Dienste erhalten.

Ein sehr bekannter Rechtsanwalt fand zu dem Entschluß, das Rauchen aufzugeben, auf ziemlich ungewöhnliche Art. Er erzählte »seine Geschichte« anläßlich eines Interviews, bei dem es nicht um die Entwöhnung vom Rauchen, sondern um Persönlichkeitsentfaltung ging:

»Als ich eines Tages allein eine lange Strecke durch die Wüste Arizonas fuhr, griff ich ganz automatisch in meine Hemdtasche nach der Zigarettenpackung. Aber sie war leer – und dies beschwor eine Kette erstaunlicher Ereignisse herauf.

Ich brachte den Wagen am rechten Straßenrand zum Stehen, drehte meine Hosentaschen um, suchte im Handschuhfach und in meinem Jackett auf dem Rücksitz, doch es war nichts zu finden. Ich starrte entlang der endlosen Wüstenstraße; keine Tankstelle war in Sicht, und so tastete ich verzweifelt unter den Sitzpolstern herum – in der Hoffnung, es könnte sich wenigstens ein einzige Zigarette dorthin verirrt haben.

Ich war bereits soweit, daß ich mich mit einer Kippe begnügt hätte und öffnete deshalb den Aschenbecher. Gleich darauf begann ich den Mann zu verfluchen, der gestern mein Auto gewaschen und den Aschenbecher mit den für mich kostbaren Stummeln sorgfältig ausgeleert hatte. In höchster Aufregung ergriff ich meine Anzugjacke und drehte die Taschen nach außen, in deren Futter ich hocherfreut einige Tabakkrümel entdeckte.«

Der ehemalige Kettenraucher fuhr fort: »Da stand ich nun, mitten in der Wüste von Arizona, ein erfolgreicher Wirtschaftsjurist, der sein Examen in Harvard, einer der bedeutendsten amerikanischen Universitäten, abgelegt hatte, und steckte einen Zipfel meines Taschenfutters in den Mund, in der verzweifelten Hoffnung, damit meinen Heißhunger nach einer Zigarette stillen zu können. Und da kam mir plötzlich zum Bewußtsein, welch armselige und lächerliche Rolle ich da spielte. In dieser Stunde beschloß ich, mir das Rauchen abzugewöhnen.«

Daraufhin setzte er sich wieder ans Steuer und brauste unbeirrt die Straße entlang. Und seit dieser Fahrt durch die Wüste – und später dann kam er an vielen Tankstellen und Cafés vorbei, deren Zigarettenautomaten ihn nicht mehr verlocken konnten – hat er nie wieder angehalten, um sich Zigaretten zu kaufen.

»Das überwältigendste an diesem Erlebnis«, sagte er abschließend, »war der Gedanke, daß ich jetzt auf der Kommandobrücke das Steuer meines Lebens selbst in die Hand genommen hatte und voll Überzeugung sagen konnte: ›Nun bin ich der Kapitän. So eine winzige Zigarette wird mich niemals mehr von meinem Kurs abbringen.‹ Heute kann ich sagen: Es war ein wichtiger Schritt zur Entfaltung meiner Persönlichkeit.«

Die Überwindung seiner als einschränkend und schädlich erkannten Gewohnheit schenkte ihm nicht nur tiefe Befriedigung und ein neues Selbstbewußtsein, sondern machte sich bald auch durch einen wesentlich gebesserten Gesundheitszustand und größere Lebensfreude bezahlt.

Einer der besten Beweggründe

Bei einer Gruppentherapie erhob sich eines Abends ein Mann und schilderte sein Motiv. Er hielt einen einjährigen Jungen im Arm und sagte: »Mein Vater war ein Kettenraucher. Als ich zehn Jahre alt war, starb er an Lungenkrebs.« Nach einem kurzen Blick auf seinen kleinen Sohn, der sich in seine Arme schmiegte, fuhr er fort: »Ich bin entschlossen, alles zu tun, daß mein Sohn seinen Vater länger hat.«

Der menschliche Körper mit seinen Millionen von ungelösten Geheimnissen gibt letztes und überwältigendes Zeugnis von der Existenz eines Schöpfers. Seit Tausenden von Jahren berufen wir Menschen uns auf die Zehn Gebote Gottes. Eines davon lautet: »Du sollst nicht töten.«

Dieses Gebot wird im allgemeinen dahingehend verstanden, daß man nicht eine Pistole nehmen und damit Mitmenschen erschießen dürfe. Natürlich ist dies der hauptsächliche Sinn. Aber dem göttlichen Wort »Du sollst nicht töten« kommt eine wesentlich umfassendere und tiefere moralische Bedeutung zu, als den meisten Menschen bewußt ist.

In diesem weiteren Sinn handelt jedermann einem göttlichen Gebot zuwider, der bewußt irgendeiner Gewohnheit anhängt, die seinen Körper schwächt, die die Anfälligkeit für Krankheiten vergrößert und vielleicht sogar einen vorzeitigen Tod herbeiführen kann. Stirbt jemand unter solchen Umständen, so muß sein Hinscheiden als unnötiger Verlust gleichermaßen für die Familie wie auch für die Gemeinschaft empfunden werden.

Nach dem Plan und Willen unseres Schöpfers sollte doch jeder Mensch das strahlende Glück körperlicher und seelisch-geistiger Gesundheit genießen. Ein verantwortungsbewußter Mensch wird daher aus Liebe zu sich selbst, zu seiner Familie und seinem Volk seine Lebensgewohnheiten überprüfen und all jene ablegen, die sich als schädlich für Geist, Seele oder Körper erweisen.

Erschließen Sie sich die Quelle innerer Kraft

Nehmen Sie an, wir statten Ihnen einen Besuch ab. Beim Abschied übergeben Sie uns einen Brief mit der Bitte, ihn in den nächsten Briefkasten zu werfen. Sobald wir dies fest versprochen haben, werden Sie sich sicher keine Sorgen machen, ob die Sendung wirklich zur Post kommt. Sie haben ja unsere bindende Zusage.

Ähnliches gilt, wenn Sie bei Ihrem Kampf gegen das Rauchen um göttliche Hilfe bitten. Die Hinwendung zu Gott macht uns stark. Glauben Sie zuversichtlich an die Wahrheit der Bibelworte: »Und alles, was ihr bittet im Gebet, so ihr glaubt, werdet ihr's empfangen« (Matthäus 21, 22). Und: »Wenn du könntest glauben! Alle Dinge sind möglich dem, der da glaubt« (Markus 9, 23).

Das ist nicht nur eine religiöse Verheißung, die Sie stärkt, sondern auch eine tiefe psychologische Wahrheit. Beten ist tatsächlich eine unerschöpfliche Kraftquelle im Kampf gegen jede entwürdigende Gewohnheit, gegen jede krankmachende Sucht. Zögern Sie nicht, um Hilfe zu beten, und glauben Sie fest an die Erfüllung Ihres tiefinnigen Wunsches. Es wird Ihnen eine große Hilfe sein.

Denken Sie über das Heute hinaus

Während der vergangenen Tage haben Sie größte Willensanstrengungen vollbracht. Wahrscheinlich haben Sie in jedem wachen Augenblick von Zigaretten geträumt. Nun ist jedoch die Zeit gekommen, Ihren Entschluß, nicht zu rauchen, nicht mehr bloß als ein Gebot des Tages zu sehen, sondern als eine sich selbst für eine längere Zeit auferlegte Willensübung zu erkennen. Nehmen Sie sich also von jetzt an vor: Ich will die ganze Woche hindurch nicht rauchen! Wenn Sie dann die erste Woche überstanden haben, dann dehnen Sie Ihren Vorsatz auf einen Monat aus: Ich will einen ganzen Monat lang nicht rauchen!

Natürlich hat jeder Mensch die Tendenz, mit der Zeit nachlässig zu werden; die Wachsamkeit läßt unmerklich, aber stetig nach, wenn der Entschluß, das Rauchen aufzugeben, nicht durch ständige Wiederholung gefestigt wird. Sagen Sie sich daher immer wieder vor: »Ich will einen ganzen Monat lang nicht rauchen, ganz gleich, was passiert!«

Die ständige Wiederholung Ihres Entschlusses hat auch ihre tiefenpsychologische Wirkung: Was Sie tagtäglich denken, prägt mit der Zeit Ihr Unterbewußtsein. Natürlich vollzieht sich das nicht von heute auf morgen; es ist unmöglich, eine tiefverwurzelte, jahrelang eingeschliffene Gewohnheit, die zur Sucht geworden ist, in der Tiefenschicht Ihres Unterbewußtseins von heute auf morgen auszurotten. Dies gelingt nur im Laufe längerer Zeit, und das sicherste Mittel, Ihrer Sucht beizukommen, indem Sie auch Ihr Unterbewußtsein neu programmieren, besteht in der ständigen Wiederholung Ihres Ihnen zur Freiheit vom Rauchen verhelfenden Entschlusses.

Bieten Sie also Ihrer Versucherin, der Nikotinsucht, keine Blöße, bleiben Sie wachsam und stark in bezug auf Ihre Essens-, Trink-, Arbeits- und Schlafgewohnheiten.

Wenn Sie schwach geworden sind und zwischendurch doch wieder einmal geraucht haben, so erlauben Sie sich ja nicht den verhängnisvollen Luxus, in Selbstmitleid zu schwelgen oder in Mutlosigkeit zu versinken. Reißen Sie sich zusammen! Vielleicht müssen Sie noch einmal von vorn anfangen. Falls ja, dann führen Sie den Plan noch gewissenhafter durch. Sie sind jetzt soweit, daß Sie die Runde gewinnen können! Weichen Sie keinen Fingerbreit! Jetzt ist nicht erlaubt, wankelmütig zu werden.

Sie fühlen sich vielleicht benommen, schwindlig, schläfrig und haben Kopf- und Muskelschmerzen. Doch das muß jetzt in Kauf genommen werden. Plötzlich, ohne vorherige Ankündigung, wird Ihr Kopf wieder klar, und Ihr Geschmacks- und Geruchsinn werden Sie mit längst vergessenen Gaumenfreuden entschädigen.

Es gilt jetzt auszuhalten. Sie sind zweifellos an der Schwelle zu einem besseren Leben. Denken Sie immer daran: Sie können ... wenn Sie nur wollen.

Zusammenfassung des vierten Tages

Heute fällt die Entscheidung!

Heute können Sie den Tag ohne ein einziges Mal zu rauchen hinter sich bringen. Ihr Verlangen wird schwächer und schwächer. Sie haben es um so besser unter Kontrolle, je sorgfältiger Sie den Plan befolgen. Inzwischen aber ist bereits Entscheidendes vor sich gegangen:

1. Ihr Körper hat ständig giftige Rückstände ausgeschieden. Ihr morgendlicher Raucherhusten hat nachgelassen.

2. Ihre neue Ernährungsweise hat eindeutig das Verlangen nach Nikotin vermindert.

3. Ihre Willenskraft wurde infolge täglicher Anstrengung gestärkt und ist stärker denn je zuvor.

4. Ihr Glaube an die Erfüllung Ihres Wunsches, Nichtraucher zu werden, ist Ihnen im Gebet zur Gewißheit geworden.

Heute sitzen Sie am Steuer!

Beginnen Sie, Ihr Leben selbst in die Hand zu nehmen, anstatt sich von Zigaretten tyrannisieren zu lassen. Ab heute sind Sie kein Sklave mehr. Heute ist der entscheidende Tag. Nehmen Sie sich vor, anstatt an Zigaretten an etwas anderes zu denken.

Bleiben Sie aktiv!

1. Versprechen Sie sich: Heute strenge ich mich besonders an, meinen Kampfgefährten zu ermutigen.

2. Beten Sie: »Gott, gib mir Kraft, damit ich frei werde!«

3. Bieten Sie Ihren Willen auf: Ich weigere mich, noch länger ein Sklave des Rauchens zu sein! Ich will nie mehr rauchen!

4. Kaltwassermassage bringt Sie in Schwung. Zwei Glas Wasser vor dem Frühstück sind unerläßlich.

5. Vergessen Sie nicht, zusätzlich Vitamine zu sich zu nehmen, besonders Vitamin B_1.

Frühstück:

Halten Sie sich an die bereits bekannten Diätvorschläge. Sie machen sich jetzt bezahlt, besonders wenn Sie nach dem Essen frische Luft schöpfen. Bleiben Sie nach der Mahlzeit keinesfalls sitzen.

Vergessen Sie nicht, was wichtig ist:

1. Regelmäßige Flüssigkeitszufuhr;

2. frisches Obst, Salate, Säfte;

3. frische Luft und Bewegung;

4. Verzicht auf Nachspeisen.

Überlegen Sie einmal in aller Ruhe:

Betrachten Sie die Gewohnheit des Rauchens als das, was sie ist, nachdem Sie jetzt die große Versucherin Nikotin als eine Sucht erkannt haben:

1. Es ist eine selbstsüchtige Angewohnheit, der man nur huldigt, um seine persönlichen Begierden zu befriedigen.
2. Es gab keinen guten Grund, mit dem Rauchen je anzufangen. Sie ließen sich durch andere verführen, um in ihren Augen gleichwertig zu erscheinen.
3. Rauchen ist eine selbstsüchtige Gewohnheit, erkennbar aus der Tatsache, daß viele Raucher weiterrauchen, obwohl sie Gefahr laufen, zu erkranken, andere in Mitleidenschaft zu ziehen und sogar ihrer Familie zu schaden.

Gibt es irgend etwas, das Ihre Befriedigung beeinträchtigen könnte, daß Sie das Rauchen aufgeben?

Ihr fünfter Tag

Das Gewichtsproblem

Einer der Gründe, warum viele das Rauchen nicht lassen wollen, ist die Angst, sie könnten dick werden. Sie fragen: Was ist gefährlicher – Übergewicht oder Rauchen?

Erinnern Sie sich an unseren in Kapitel 1 gegebenen Ratschlag, Sie möchten sich in den ersten paar Tagen keine Sorgen wegen einer befürchteten Gewichtszunahme machen. Da Sie mehr Wasser als gewöhnlich trinken, werden Sie möglicherweise ein paar Pfund zunehmen. Eine erhöhte Flüssigkeitszufuhr ist aber nötig, um das Nikotin aus Ihrem Körper auszuschwemmen.

Das heißt nun aber nicht, daß wir vor der großen Bedeutung des Gewichtsproblems die Augen verschließen. Ganz im Gegenteil! Sie haben nämlich während der letzten vier Tage auch in dieser Beziehung größere Fortschritte erzielt, als Sie für möglich halten. Dank Ihrer Willensanstrengung haben Sie sich davor bewahrt, bestimmte für Sie schädliche Speisen und Getränke zu sich zu nehmen. Die Willenskraft ist auch in Ihrem Kampf gegen das Übergewicht eine entscheidende Waffe.

Wir können Ihnen schon jetzt versichern, daß es fast allen Menschen leichterfällt, ihr Gewicht zu regulieren als das Rauchen aufzugeben. Fassen Sie daher neuen Mut. Im folgenden werden wir Ihnen einige wichtige Hinweise geben, wie Sie ein normales Gewicht erreichen und halten können.

Wie man schlank wird und bleibt

Wenden Sie folgende ebenso einfache wie zuverlässige Methode an. Unser Ziel heißt: pro Woche ein Pfund weniger. Das erscheint Ihnen nicht genug? Beruhigen Sie sich, fünfhundert Gramm sind nämlich ein sehr guter Durchschnitt. Mit einer »Gewaltkur« geht es natürlich schneller, aber jede Gewaltkur geht zu Lasten des Aussehens und der Nerven – überdies läßt sich der auf diese Art rasch erzielte Gewichtsverlust nur selten halten.

Bei unserer Methode entstehen keine schlaffen Falten im Gesicht und am Hals. Auch Mangelerscheinungen werden weitgehend vermieden; der Körper wird weit weniger belastet, und die Nerven »brennen« nicht durch.

Unsere Schlankheitsdiät beginnt mit einem reichlichen Frühstück. Gerade bei dieser Mahlzeit machen nämlich viele Fettleibige bereits entscheidende Fehler. Sie lassen das Frühstück aus, um dann den restlichen Tag lang viel mehr zu essen, als notwendig und gut ist. Manche naschen ständig oder nehmen kleine Zwischenmahlzeiten zu sich – gerade das ist aber für die angestrebte Gewichtsabnahme verhängnisvoll. Man kann nicht zwischen den Hauptmahlzeiten drauflos essen und gleichzeitig sein Gewicht regulieren wollen.

Es gibt auch Utopisten, die sich auf zwei Mahlzeiten pro Tag beschränken, meist aber ausgerechnet auf die falschen. Sie essen nichts morgens, wenig zu Mittag, und abends genehmigen sie sich ein richtiges Festmahl. Besonders das Abendessen setzt aber an! Sie könnten zum Frühstück getrost die gleiche Menge essen wie am Abend und würden doch nicht zunehmen.

Es gibt nun einmal physiologische Gesetze, um die niemand herumkommt: Zuerst wird reichlich zu Abend gegessen, ein paar Stunden später geht man bereits zu Bett. Da der Körper aber nicht mehr aktiv ist, wird die nicht mehr in Energie umgesetzte Nahrung als Fett gespeichert. Wer das Frühstück ausläßt, ist auf dem besten Weg zuzunehmen.

Diesen Überlegungen liegen auch die folgenden Regeln zugrunde:

1. Essen Sie ein herzhaftes Frühstück. Sie können sich ruhig auch ein Ei, Käse oder Nüsse leisten. Obst ist immer gut.

2. Essen Sie nichts zwischen den Mahlzeiten. Näschereien, der obligate Kuchen zum Kaffee sind ebenso überflüssig wie regelmäßige Jausen.

3. Und schließlich ergibt sich ganz logisch: Essen Sie zu Abend nur leichte Kost.

Wenn Sie diese drei Regeln befolgen, werden Sie bald eine Reihe höchst angenehmer Nebenwirkungen verspüren. Sie werden nämlich sofort wieder besser schlafen. Ihr Kopf wird klarer, und Sie fühlen sich am Morgen völlig ausgeruht. Die Wissenschaft hat den Nachweis erbracht, daß eine reichliche Abendmahlzeit den Verdauungsapparat die ganze Nacht hindurch zur Tätigkeit zwingt. Jedesmal, wenn Ihr Magen den als »Pförtner« (Pylorus) bezeichneten Darmeingang öffnet, um den Speisebrei in die Eingeweide zu leiten, drehen Sie sich im Schlaf um. Am anderen Morgen stehen Sie müder auf, als Sie zu Bett gingen.

Daher gibt es tatsächlich zwei gute Gründe, möglichst leicht oder überhaupt nicht zu Abend zu essen: weniger Rundungen an Ihrer Figur und mehr Ruhe während des Schlafs.

Die Beachtung dieser drei Regeln genügt in den meisten Fällen tatsächlich, um das gewünschte Gewicht zu halten. Aber wenn Sie unbedingt abnehmen müssen, dann raten wir Ihnen, auf Nachspeisen beim Mittagessen zu verzichten. Das heißt: Kompott, Gelees, Eingemachtes, Plätzchen, Eiercremes, Kuchen, Eiscreme und andere Süßigkeiten sind genauso zu vermeiden wie weißer Zucker.

Führen Sie dies zwei oder drei Wochen lang durch, und Sie werden feststellen, daß das Leben auch ohne Nachspeisen lebenswert ist. Sie könnten Ihren Nachtisch auch schon zum Frühstück essen. Gerade am Morgen können Sie zusätzliche Kalorien besser gebrauchen und verwerten als zu irgendeiner anderen Tageszeit. Eine bekannte Ernährungswissenschaftlerin erklärte, man solle Kindern, die zum Frühstück nur Plätzchen essen wollen, unbedingt nachgeben; die Hauptsache sei es, sie dahin zu bringen, daß sie sich auf ein gutes und herzhaftes Frühstück freuen.

In diesem Zusammenhang möchten wir uns insbesondere an alle diejenigen wenden, die grundsätzlich das Frühstück auslassen. Zu Anfang kann Ihr Appetit gleich Null sein. Mancher hat schon seinen Arzt gefragt: »Herr

Doktor, wie soll ich denn essen, wenn ich am Morgen überhaupt keinen Hunger habe?«

Schön, dann beginnen Sie eben den Tag zehn oder fünfzehn Minuten früher. Duschen Sie abwechselnd heiß und kalt oder versuchen Sie es mit der Kaltwassermassage. Sie werden danach hellwach sein. Gehen Sie dann fünf Minuten spazieren und atmen Sie dabei tief. Jetzt können Sie bestimmt ein wenig Fruchtsaft vertragen – ein Glas genügt für den ersten Tag. Am nächsten Morgen essen Sie dazu ein viertel oder ein halbes getoastetes Vollkornbrot. Sie dürfen sich ohne weiteres etwas Butter daraufstreichen.

Nun essen Sie jeden Tag ein bißchen mehr, bis Ihr Frühstück folgendermaßen aussieht: Ein Teller Müsli mit frischem oder getrocknetem Obst, ein Glas Milch und zusätzlich mindestens noch eine frische Frucht; dazu vier bis sechs Nüsse. Damit haben Sie bereits einen großen Fortschritt erzielt. Vergessen Sie nicht, hin und wieder ein warmes Müsli oder einen Haferbrei zu sich zu nehmen.

Gewöhnen Sie sich an, immer zur gleichen Zeit zu frühstücken. Unregelmäßiges Essen ist Gift für ein gut funktionierendes Verdauungssystem. Und dies gilt nicht nur für das Frühstück, sondern für alle Mahlzeiten. Es werden ungefähr zehn Tage bis zu zwei Wochen vergehen, bis sich Ihr Magen an den neuen Ernährungsrhythmus gewöhnt haben wird. Aber vergessen Sie nicht, daß Sie nun Herr Ihres Magens sind und nicht mehr umgekehrt.

Falls Sie schon immer gewohnt waren, wenigstens eine Kleinigkeit zu frühstücken, so ist das Problem für Sie schon halb gelöst. Erhöhen Sie einfach die Nahrungszufuhr am Morgen. Die Hauptsache ist – Sie frühstücken überhaupt.

Wenn Sie mit Hilfe unserer Methode zwar einige Pfunde verloren haben, jetzt aber in Ihrer Gewichtsabnahme ein Stillstand eingetreten ist, dann dürfen Sie sich nur noch eine Nachspeise pro Woche gönnen. Verzichten Sie auf alle gebratenen Speisen, Mayonnaisen und üppigen Soßen, auch füllige Salatsoßen. Essen Sie mehr magenfüllende Nahrungsmittel und viel Gemüse wie Salat, Sellerie, Mangold, Spinat, Rosenkohl und Spargel.

So unglaublich es klingt: Sie dürfen ohne weiteres gebackene Kartoffeln und andere stärkehaltige Nahrungsmittel essen! Aber schränken Sie Ihren Brotverbrauch ein. Kartoffeln sollten sogar bei einer Abmagerungsdiät nicht fehlen. Getränke und Salz sind die gefährlichsten Hürden, an denen schon so viele gescheitert sind. Trinken Sie zu den Mahlzeiten möglichst gar nichts und salzen Sie die Speisen beim Kochen und Essen möglichst sparsam, weil sonst die Flüssigkeit in den Geweben gebunden und zurückgehalten wird.

Eine salzarme Ernährungsweise führt zu einem sofortigen starken Gewichtsverlust, weil das überschüssige Wasser abgehen kann. Vielleicht müssen Sie sogar auf die Flüssigkeitszufuhr zwischen den Mahlzeiten verzichten – vier Glas Wasser pro Tag genügen.

In besonders schwierigen Fällen wird der Hausarzt vielleicht ein Diätsalz verschreiben und die Wasserzufuhr auf destilliertes Wasser beschränken.

Was ist von Gewaltkuren und den kalorienarmen Magenfüllern zu halten, die überall angepriesen werden? Sie sind für den Anfang recht. Früher oder später aber braucht das Verdauungssystem zum ordnungsgemäßen Funktionieren neben der flüssigen auch feste Nahrung.

Auch müssen Sie über kurz oder lang wieder normale Mahlzeiten zu sich nehmen.

Bewegung ist überaus wichtig. Erhält man die Spannkraft der Muskeln, so ist nicht nur der ganze Körper in besserer Verfassung, sondern es verschwindet auch das unerwünschte Fett. Daneben bauen Sie die Cholesterinablagerungen ab, jene fettige Substanz, die die Blutgefäße verengt und Schlaganfälle und Herzerkrankungen begünstigt.

Wir halten Spazierengehen nach wie vor für eines der besten und gesündesten Mittel zum Zweck nicht nur der Gesunderhaltung im allgemeinen, sondern auch der Gewichtsabnahme. Um die Muskelspannkraft zu erhalten, machen Sie folgende Übung: Legen Sie sich auf den Rükken, richten Sie den Oberkörper auf und lassen Sie dabei die Beine gestreckt. Diese Übung stärkt Ihre Bauch- und Schenkelmuskulatur. Eine der besten Abmagerungsübungen, die wir kennen, ist folgende: Man erhebt sich vom Tisch, wenn der Nachtisch gereicht wird, und schüttelt den Kopf mit einem entschiedenen »Nein«.

Haben Sie Mut? Dann steigen Sie auf die Waage. (Haben Sie keine, dann kaufen Sie sich eine.) Schauen Sie sich in einem großen Spiegel an. Ihre Seitenansicht wird Sie überzeugen. Dann bieten Sie Ihre Willenskraft auf. Überlegen Sie, wie günstig ein Pfund weniger pro Woche Ihr Aussehen verändern wird!

Ihre ganze Haltung wird sich straffen – von jetzt ab entscheiden *Sie*. Auch der Appetit wird sich Ihrem Willen fügen müssen. Je mehr Sie an Ihrem Willen arbeiten, desto stärker wird er. Und je stärker Ihr Wille ist, je besser ist Ihre Gesundheit – und Ihre Figur. Sie wissen, was zu tun ist. Und Sie wollen doch wieder in Form kommen!

Auf dem Weg zu einem besseren Leben

Mit fast kindlicher Freude erklärte ein Geschäftsmann mittleren Alters, der sich gerade das Rauchen abgewöhnt hatte, am fünften Tag: »Meine Freunde sagen mir, ich sehe besser aus denn je. Ich selbst kann das nicht so gut beurteilen, aber eines weiß ich mit Bestimmtheit: Solange ich noch rauchte, hatte ich einen Geschmack im Mund, als ob eine ganze Armee mit staubigen Stiefeln durchmarschiert wäre. Was für ein Unterschied, seit ich das Rauchen aufgegeben habe!«

Wir sind tatsächlich immer von neuem erstaunt, wie schnell Geruch- und Geschmackssinn wiederkehren, sobald jemand nicht mehr raucht.

Als eine Dame am vierten Tag der Entwöhnungskur vom Einkaufen zurückkam und ihre Wohnungstür öffnete, blieb sie plötzlich stehen und zog die Luft prüfend durch die Nase. Verwundert fragte sie sich: »Was, um Himmels willen, ist das für ein Geruch?« Dann ging ihr plötzlich ein Licht auf. Sie roch eine neunzehn Jahre alte Ablagerung öden Rauchgeruchs, der ihre Wohnung und alles, was sich darin befand, bis in den letzten Winkel durchdrungen hatte.

Sie ging ans Telefon und rief ihre Reinigungsfirma an. Wenige Stunden später waren Gardinen, Vorhänge und Teppiche abgeholt. Sie erzählte uns: »Während meine Sachen beim Reinigen waren, meldete ich mich beim Zahnarzt an, um eine gründliche Reinigung meiner Zähne vornehmen zu lassen. Seit Jahren habe ich mich nicht mehr so ganz und gar sauber gefühlt wie nach dieser Behandlung.«

Daran ist sicher nichts übertrieben. Wenn man sich

nämlich von einer entwürdigenden Gewohnheit befreit, so wird man mit dem wunderbaren Gefühl belohnt, das Rechte getan und eine große Leistung vollbracht zu haben. Deshalb wollen wir an diesem fünften Tag noch einmal das Thema der Gewohnheit erörtern.

Der Mensch ist ein Gewohnheitstier

Ja, das sind wir! Wie zum Beispiel der erste Zug an der Zigarette bewies, der nicht einmal gut schmeckte und auf den hin es Ihnen wahrscheinlich sogar schlecht geworden war. Und doch rauchten Sie weiter – als ob Sie darauf versessen gewesen wären, sich unbedingt diese schädliche Gewohnheit zuzulegen. Und nun, nach Jahren des Rauchens, möchten Sie ausbrechen und frei sein. Aber das ist leichter gesagt als getan, wie Ihnen die folgende einfache Darstellung zeigt.

Wir schreiben in Kursivschrift das Wort *»Habit«* (= Gewohnheit) nieder. Mehrere Tage lang haben Sie nun schon versucht, die Sucht zu überwinden. Um Ihren Fortschritt zu verdeutlichen, wollen wir einfach den Buchstaben H entfernen, so daß noch *»a bit«* (= ein bißchen) stehenbleibt. Und ganz bestimmt ist in Ihnen noch immer ein bißchen – a bit – diese Sucht vorhanden. Sie kämpfen also weiter, und nach einigen Wochen der Entsagung können wir einen weiteren Fortschritt verzeichnen, indem wir den Buchstaben A entfernen und nur noch das Wort *»bit«* (= bißchen) stehenlassen. Taucht ganz plötzlich das unerwartete Verlangen auf, dann merken Sie von neuem, daß, obwohl das H und das A verschwunden sind, immer noch ein zähes bißchen – bit – übriggeblieben ist. Das braucht Sie aber nicht zu beunruhigen, denn Sie wissen ja, wie man mit dieser Versuchung fertig wird. So bringen Sie einen Monat nach dem anderen erfolgreich hinter sich. Dann kommt der Tag, an dem Sie einen weiteren Fortschritt verzeichnen können und den Buchstaben B entfernen können. Und was bleibt übrig? Immer noch ein *»it«* (= es).

Ist das nicht ermutigend? »Nun«, könnten Sie darauf antworten, »das finde ich nicht. Ich dachte, diese Gewohnheit wäre nach ein paar Monaten völlig überwunden.«

Eine solche Reaktion ist ganz normal. Aber eine tief eingefleischte Sucht wie das Rauchen ist nicht so schnell auszumerzen.

Haben Sie schon einmal von dem Vater gehört, der seinem Sohn das Wesen der Gewohnheit erklären wollte? Er gab dem Buben Hammer und Nagel und sagte: »So, Junge, nun schlag bitte einmal den Nagel in das Brett.« Da der Bub die Vorliebe aller kleinen Jungen für dieses Werkzeug teilte, entsprach er diesem Wunsch mit Freuden und trieb den Nagel halb ins Brett. »Nun«, sagte der Vater, »ziehe den Nagel wieder heraus.«

Der Junge tat dies sofort und blickte dann wieder voll Eifer und Erwartung auf. Als der Vater aber als nächstes verlangte: »Nun versuche einmal, auch das Loch wieder verschwinden zu lassen«, betrachtete der Junge verwirrt das Brett und antwortete: »Aber Pappi, das geht doch nicht.« Und damit hatte er natürlich absolut recht.

Ist Ihnen eigentlich bewußt, daß der leichte Raucher in einer Zeit von zwanzig Jahren etwa 109 500 Zigaretten angezündet und inhaliert hat? Mit jedem Mal grub sich die Gewohnheit tiefer und tiefer nicht nur in die Zellen Ihres Körpers, sondern auch in den Grund Ihres seelisch-geistigen Seins, in Ihr Unterbewußtsein, ein, und die Spuren dieser Gewohnheit sind deshalb ähnlich schwer zu entfernen wie das Loch im Brett!

Dies ist aber kein Grund, mutlos zu werden. Wir wollen Ihnen ja nur das Problem mit aller Deutlichkeit vor Augen führen, damit Sie es dann mit um so größerer Entschiedenheit lösen. Sie können sicher sein, daß Ihnen von jetzt an die Versuchung nichts mehr anhaben kann. Setzen Sie nur Ihren Willen richtig ein, beachten Sie die Gesetze der Natur und vertrauen Sie auf die Hilfe Gottes, dann brauchen Sie die im Geiste bereits überwundene Sucht nicht mehr zu fürchten!

In diesem Zusammenhang wird oft die Frage an uns gestellt: »Aber was hat es für einen Zweck, das Rauchen aufzugeben, wenn mein Körper bereits einen dauernden Schaden davongetragen hat?« Statistische Untersuchungen haben ergeben, daß die Lebenserwartung selbst langjähriger Raucher in die Höhe schnellt, sobald sie mit dieser gefährlichen Gewohnheit brechen. Es wäre völlig unsinnig, wollte der Laie sich selbst eine pessimistische Diagnose stellen und dann in stumpfer Hoffnungslosigkeit weiterrauchen.

Betrachten wir das Leben aus höherer Sicht!

Die Geschichte berichtet uns von den Menschen des Altertums und ihrer hedonistisch-fatalistischen Weltanschauung, die sich etwa in der folgenden Maxime erschöpfte: »Freut euch des Lebens – wer weiß, vielleicht sind wir morgen schon tot!« Den Zeugnissen jener Zeit können wir entnehmen, wie bar jeder Hoffnung jene Philosophie war. Für die meisten Menschen war das Grab nichts weiter als ein schwarzes Loch, aus dem es kein Entrinnen gab. Der Tod war eine endlose Nacht ohne Morgen.

Eine solche Anschauung führte selbstverständlich zu so mancher Form ausschweifenden Lebensgenusses. Bei verschwenderischen Festmählern von bisweilen mehrtägiger Dauer wurden oft Speisen unvorstellbarer Erlesenheit und Üppigkeit serviert. Indem man in regelmäßigen Abständen den Gaumen mit einer Pfauenfeder reizte und so den Magen zwang, das Genossene wieder herzugeben, konnten ungeheure Mengen normalerweise unverdaulicher Nahrung verzehrt werden.

Kein Wunder, daß man in einer solchen Zeit des Niedergangs – da sogar die Religion zu sinnlosem Götzendienst entartete und die Menschen in Aberglauben und Sittenlosigkeit versanken – dem menschlichen Leben mit erstaunlicher Gleichgültigkeit gegenüberstand. Hatte jemand einmal jede nur mögliche Freude, jeden erdenklichen Reiz ausgekostet und war dazu noch – wie dies bei einem solchen Leben oft vorkam – in hoffnungslose Schulden geraten, so bot der Selbstmord einen durchaus ehrenhaften Ausweg aus diesem unerträglich langweiligen Zwang des Lebenmüssens.

In dieser Zeit der Finsternis und der Hoffnungslosigkeit ging eines Tages das Licht einer unendlich überlegenen Wahrheit – die Frohbotschaft des Christentums – auf. In christlicher und übrigens auch in jüdischer Sicht ist unser Körper »ehrfurchterregend und wunderbar geschaffen« und das irdische Leben nur die Vorbereitung auf ein zukünftiges ewiges Leben. Damals erschienen der menschliche Körper und die physische Seite unseres Lebens zum erstenmal in einem neuen, beglückenden Licht. Jedermann kennt das Pauluswort: »Ob ihr nun esset oder trinket oder was immer ihr tut, tut es zum Ruhme Gottes.«

Der Sinn dieser Lobpreisung Gottes erweist die Willenskraft als ein wichtiges Instrument, die Gewohnheiten unseres körperlich-materiellen Daseins der königlichen Macht des Verstandes zu unterwerfen. In dieser höheren Sicht sind wir nicht mehr nur Treibholz auf dem Meer des Lebens, das willenlos oder im oberflächlichen Spiel persönlicher Neigungen hin und her geworfen wird.

Klingen da so manche, selbst heute noch landläufige Bemerkungen nicht wie ein unzeitgemäßes Echo fatalistischer Schicksalsergebenheit? Wir denken dabei an Bemerkungen wie: »Vielleicht ist das Rauchen in der Tat gefährlich. Vielleicht kostet es mich wirklich ein paar Jahre. Nun – wenn schon! Solange ich lebe, möchte ich wenigstens glücklich sein.«

Ganze Welten trennen den denkenden Menschen von einer solchen Anschauung. In der klaren Erkenntnis seiner persönlichen und sozialen Verantwortung und als Kenner der echten Werte des Lebens muß er sich sagen:

»Von jetzt an werde ich mich nach den Erfordernissen der naturgegebenen Gesetze richten und dafür durch ein glücklicheres und gesünderes Leben belohnt werden.«

Was ist Ihr wirklicher Wert?

Haben Sie schon einmal in einem alten Grab die Reste eines menschlichen Skelettes liegen gesehen? Sie wirken wie Strandgut menschlichen Lebens. Haben Sie sich auch schon einmal überlegt, was – rein chemisch-materiell – Ihr wirklicher Wert ist?

Nach Ansicht der Physiologen enthält der Körper im Durchschnitt genügend Fett, daß daraus sechs bis acht Stück Seife hergestellt werden könnten, genügend Eisen für einen mittelgroßen Nagel, genug Kalk, um einen Hühnerstall tünchen zu können, und genug Schwefel, um einen mittelgroßen Hund von seinen Flöhen zu befreien. Man schätzte einmal den Wert der in unserem Körper enthaltenen Chemikalien und Mineralien auf etwa 2,95 Dollar. Seither sank die Kaufkraft. Heute wäre demnach unser Körper vielleicht 3,50 Dollar wert.

Solche Einschätzungen sind sicherlich nicht dazu geeignet, unser Selbstbewußtsein zu steigern. Deshalb müssen wir den wahren Wert unserer Persönlichkeit und unseres Lebens aus ganz anderer Sicht herleiten. Betrachten wir zum Beispiel einmal eine Säuglingsstation. Sehen Sie dieses winzige Bündel Mensch, umgeben von liebenden Eltern und zärtlichen Verwandten? Was, glauben Sie, ist der Geldwert dieses kleinen Bündel Lebens? Es gibt auf der ganzen Welt nicht genügend Geld, das auch nur ein Pfund eines solchen Neugeborenen – das man eben nicht kaufen kann – aufwiegen könnte!

Erscheint es angesichts des unermeßlichen Wertes menschlichen Lebens nicht völlig folgerichtig und notwendig, alles zu tun, um es sorgfältig zu hüten, zu pflegen und zu bewahren? Sollte man sich nicht bemühen, jungen Menschen zu zeigen, wie wichtig es ist, all den Einflüssen zu widerstehen, die zu einer Verletzung der Naturgesetze und somit einem verfrühten Tod führen könnten? Können Sie angesichts dieses Beispiels noch verantworten, täglich vor den Augen Ihres so leicht zu beeinflussenden Kindes zu rauchen? Oder sollten Sie ihm nicht mit freundlichen Erklärungen und durch Ihr eigenes Beispiel zeigen, was unser Leben wirklich wert ist?

Wie schwer Ihnen auch die körperliche Umstellung fallen mag, so bietet sie doch eine ganze Reihe bleibender Vorteile. Wenn Sie das Rauchen aufgeben, wird sich Ihr Wohlbefinden steigern, Ihr Gesundheitszustand bessern. Aber – was noch wesentlicher ist – Sie werden auf junge Menschen, die in Ihnen ein Vorbild sehen, einen für sie günstigen Einfluß ausüben.

Bestimmt verdient Ihr Körper mit seinen Millionen unerforschter Geheimnisse von nun an eine sorgfältigere Behandlung. Und Ihnen werden wie jedem, der aus freien Stücken Tag für Tag sein Tun und Lassen mit den Gesetzen der Natur und des Lebens in Einklang bringt, bessere Gesundheit und mehr Lebensfreude zuteil werden als je zuvor.

Jeder Käufer eines neuen Autos wird im Handschuhfach eine Betriebsanleitung finden. Er erfährt den richtigen Reifendruck und erhält Anleitungen über das geeignete Öl und viele andere wichtige Einzelheiten. Warum gibt der Hersteller all diese Hinweise? Weil er den Wagen angefertigt hat, weiß er besser als wir, wie das Auto gepflegt werden muß.

Natürlich bleibt Ihnen freigestellt, das Auto zu behandeln, wie Sie wollen. Sie können die Betriebsanleitungen außer acht lassen und sogar Sand ins Benzin und Wasser ins Öl gießen. Allerdings bleibt Ihnen dann auch »freigestellt«, einen neuen Motor zu kaufen.

Ähnliches gilt auch für den Körper. Viele, die aus freiem Willen gegen die Gesetze der Natur verstoßen, »dürfen« dann auch ärztliche Hilfe in Anspruch nehmen. Andere warten zu lange damit. Ihrem zerstörten Organismus bietet Erlösung nur noch der Tod.

Angenommen, jemand schenkte Ihnen eine teure Uhr, und Sie öffnen den Deckel, um die reibungslose Funktion der glänzenden Steine und der empfindlichen Räder zu bewundern. Wären Sie nun imstande, eine Handvoll Schmutz vom Boden aufzulesen und in das Uhrwerk zu streuen? Natürlich nicht!

Aber einen Augenblick, bitte! Ihr Körper ist das komplizierteste, empfindlichste und erstaunlichste Uhrwerk, das es gibt. Warum stopft es dann ein intelligenter Mensch wie Sie täglich mit Teerstoffen, Nikotin und mindestens 27 anderen im Tabak bekanntlich enthaltenen Giften voll? Nachdem Sie nun wissen, wie man sich vom Rauchen befreien kann, sind Sie doch viel zu klug, als daß Sie Ihren Körper weiterhin so schlecht behandeln wollten.

Zwar möchten wir im Augenblick noch nicht prophezeien, daß Sie nie mehr rauchen werden, aber mit völliger Gewißheit können wir sagen, daß Ihr Verlangen zu rauchen, wenn Sie unsere Anleitungen eingehalten haben, beträchtlich schwächer geworden oder ganz verschwunden ist. Wir glauben, daß Sie gelernt haben, wie man dieses Problem angeht.

Wenn sich nächstens das Rauchverlangen plötzlich von neuem meldet, wissen Sie, was zu tun ist. Am glücklichsten aber sind wir darüber, Sie auf der Schwelle zu einem erfüllteren Leben und besserer Gesundheit zu wissen. Sollten Sie wieder der alten Gewohnheit verfallen, so greifen Sie sofort zu diesem Buch und fangen Sie noch einmal von vorn an! Sie werden sehen, daß die zweite Runde viel leichter ist als die erste. Und: Sie können es schaffen!

Die Einhaltung der in diesem Buch empfohlenen Lebensregeln verhilft Ihnen nicht nur dazu, nicht mehr zu rauchen, sondern Sie werden auch in anderer Hinsicht von dem profitieren können, was so manche vom Rauchen Entwöhnte als »zusätzlichen Gewinn« bezeichnet haben.

Mit Freude haben wir Sie mit dem Fünf-Tage-Plan bekannt gemacht. Mit noch größerer Freude erfüllt uns aber das Bewußtsein, daß Sie Ihre ganze Klugheit und Kraft einsetzen werden, um die Fesseln dieser Gewohnheit zu sprengen. Lassen Sie sich durch nichts von Ihrem Entschluß abbringen. Und denken Sie immer daran: Sie können ... wenn Sie nur wollen!